날마다 예뻐지는
천연 피부 미용법

날마다 예뻐지는
천연 피부 미용법

한의학 박사 **김진돈** 지음
(운제당한의원 원장)

건강다이제스트 社

여자라면 누구나 아름다워지고 싶어한다. 동서고금을 막론하고 그렇다. 어떻게 하면 지금보다 좀더 아름다워질 수 있을까에 시간과 노력을 아끼지 않는다.

남의 눈에 확 띄게 아름다워지는 방법은 없을까? 옷을 바꿔볼까? 코를 좀더 높이면 어떨까? 아예 눈 딱 감고 성형수술을 해봐?

그러나 아름다워지고 싶다면 우선 피부의 생리부터 아는 것이 중요하다.

한의학에서는 보는 인간은 소우주이고 유기체이며, 정혈(精血)을 포괄하는 진액(津液)의 집체(集體)다.

피부에 속하는 현부(玄府)는 사람의 장부(臟腑), 피모(皮毛), 기육(肌肉), 근막, 골수, 조아(爪牙)에 다 있으면서 기(氣)의 출입승강의 도로와 문호(門戶)가 된다.

따라서 그 기능은 개합(開闔)작용으로 기액(氣液), 혈맥, 영위, 정신을 운행하여 체내 환경을 조절하고 생명을 유지하는 것이다.

이와 같이 한의학에서 피부는 단순한 보호막과 체온조절 개념뿐만 아니라 기의 출입처인 동시에 조절처이며 체내 이상의 반응처로 인식하고 있다. 또 피부는 조직으로는 폐(肺)와 대장(大腸)이 주관하고 운행에서는 비위(脾胃)가 주관하지만 오장육부가 모두 관여한다고 볼 수 있다.

이러한 피부에 질환이 생기는 것을 예방하기 위해서는 과식을 삼가야 하고 기름진 음식이나 밀가루 음식, 자극성 음식도 내부의 열을 조장하므로 주의해야 한다. 밤늦게 식사하는 것도 피해야 하고, 음주도 지나치면 내부의 열을 발생하여 피부질환을 유발하기도 하므로 조심해야 한다.

또한 지나친 활동이나 노역은 체내의 진액을 소모시켜 피부질환이 오기도 하고, 지나친 성생활이나 칠정이 울결되어 담화(痰火)가 생성되어 혈(血)에 영향을 주어 피부질환을 일으킨다.

여기에 목욕시간이나 횟수, 의복과 주택환경에 따라 기혈의 부조화는 피부질환을 일으키는 요인이 될 수 있으므로 항상 신경을 써야 할 것이다.

한의학에서는 인간이 건강하지 못한 이유로 선천적인 허약과 생활방식의 부적절함, 그리고 생활환경의 부조화로 기의 소통이 잘 안 되어 발생하는 것이라고 보기 때문이다.

따라서 건강하려면 결국 대자연의 섭리에 잘 적응할 수 있도록 기의 소통이 원활해야 하고 인체 내 기의 순환도 순조로워서 영위 운행이 잘 되어야 한다.

우리의 피부도 마찬가지다. 인체 내의 기 순환이 원활하게 이루어져야만 우리의 피부도 건강하고 또 아름다워질 수 있는 것이다.

그런데 많은 사람들이 이 이치를 모르고 피부하면 겉으로 드러난 문제로만 인식하여 나타난 증상만 어떻게 해보려 드는 경향이 있다.

이런 사례들을 많이 접하면서 필자에게는 오래 전부터 꿈꿔오던 일이 있었다. 의외로 많은 사람들이 잘못 알고 있는 미용 상식들을 재정립하고 조금만 신경 쓰면 얼마든지 아름다워질 수 있는 테크닉들을 알리고 싶다는 열망이 바로 그것이었다.

이번에 출판을 하게 된 〈날마다 예뻐지는 천연 피부 미용법〉은 그 오랫동안 고민해왔던 부분에 대한 하나의 해결책인 셈이다.

한방하면 어렵게 여기는 독자들을 위해 가급적 쉽게, 그리고 한방적인 색채를 드러내지 않은 채 누구나 읽으면 쉽게 알 수 있는 간단 미용 상식들을 총 정리 해보았다.

제 1장에서는 알고 있으면 도움이 되는 쉬운 미용 상식들을 총망라했고, 제2장에서는 손쉽게 접할 수 있는 채소와 과일을 이용한 간단 미용처방으로 아름답고 매력 있는 피부를 가꿀 수 있는 요령들이 공개돼 있다.

제 3장에서는 탄력 있는 몸매를 가꾸기 위한 부위별 관리요령이 수록돼 있으며 제 4장에서는 탐스런 머릿결을 가꾸기 위한 실속 정보들을 꼼꼼하게 소개를 했다.

특히 이 책에 소개된 미용정보들은 누구나 쉽게 따라할 수 있고, 또 행하기 쉬운 방법들이어서 일상생활 속에서 적극적으로 활용하면 유익한 효과를 얻을 수 있을 것이다.

부디 이 한 권의 책이 아름다움을 열망하는 많은 여성들에게 희망의 복음서가 되기를 간절히 기원해본다.

2003년 10월 가을 하늘이 푸르던 날
운제서실에서 김진돈

CONTENTS

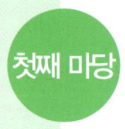

첫째 마당

아름다움의 시작!
피부 미용상식 30가지

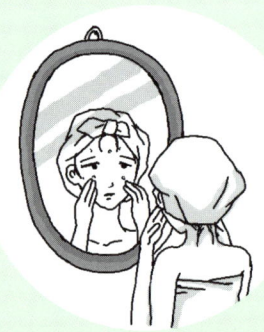

C O N T E N T S

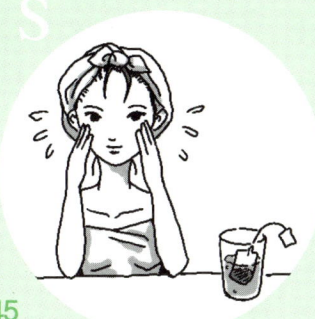

CONTENTS

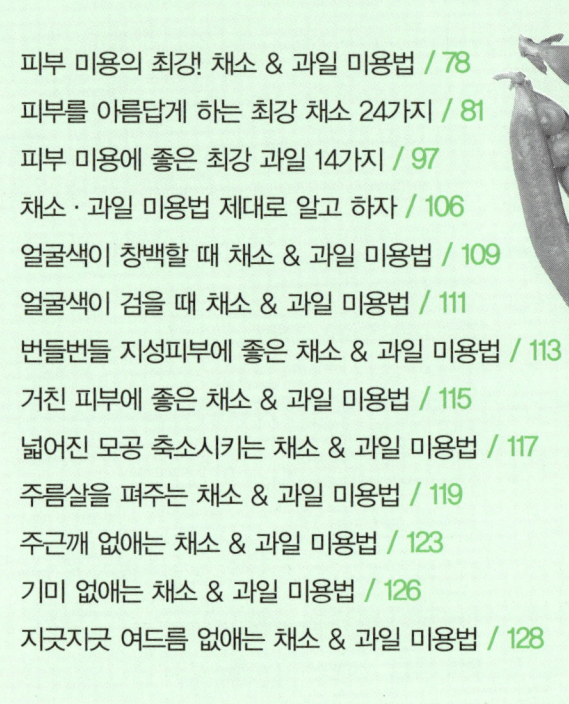

둘째 마당

탄력있는 탱탱 피부 채소&과일로 가꿔보자!

셋째 마당

아름다운 얼굴&
몸매 가꾸기 요령

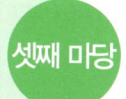

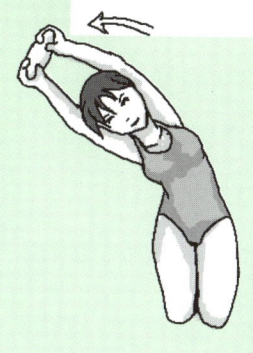

CONTENTS

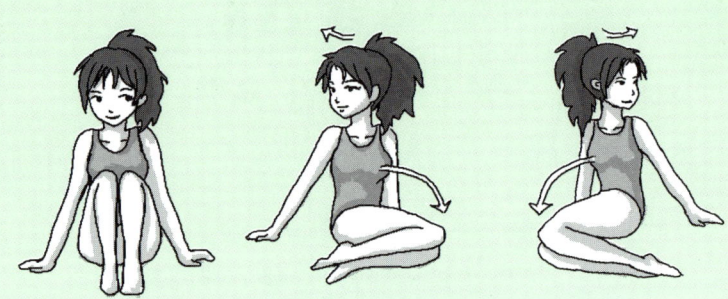

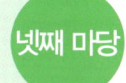넷째 마당

탐스런 머리 손질법

아름다움의 시작!
피부 미용상식
30가지

내 피부가 좋아하는 비누,

자글자글 주름살을 예방하는 법 등등

알고 있으면 도움이 되는

생생 미용 정보 총정리

아름다움의 시작은
꼼꼼한 세안부터

건강한 사람의 피부 표면은 산성을 띠면서 산성보호막이 형성되어 있어야 한다. 그래야만 세균의 성장과 번식을 억제할 수가 있다.

그런데 만일 땀을 많이 흘린 뒤 제때에 씻지 않고 스스로 분해하게 내버려두면 여기에 피지선에서 분비되는 분비물과 먼지 등의 혼합물이 침적되면서 쌓이게 되므로 피부의 자연적인 청결 유지작용을 파괴하게 된다.

이렇게 되면 우리의 피부에는 세균이 대량으로 번식하면서 각종 피부병이 발생하게 되는 것이다.

따라서 피부를 건강하고 아름답게 하려면 가장 먼저 깨끗한 피부를 유지해야 하는 것이 가장 중요한 문제다.

이른바 아름다운 피부의 비결은 세안으로 시작해서 세안으로 끝난다

해도 과언이 아닌 것이다.

세안시 물의 온도는 30~35℃가 적당

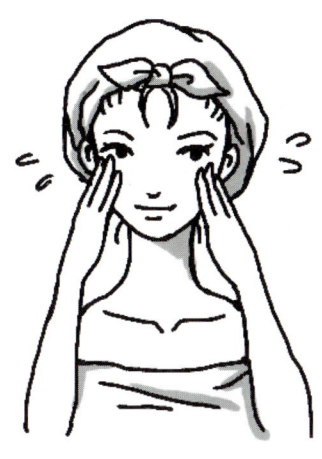

피부를 청결하게 하는 데 있어 가장 좋은 방법은 물로 씻는 것이다. 물은 가장 값싼 미용재료라고 할 수 있다.

이때 적당한 물의 온도는 섭씨 30~35℃ 정도의 따뜻한 물이 피부의 더러움을 제거하는 데 가장 효과적이다.

그런 온도의 물은 피부 온도와 같기 때문에 피부를 자양하고 윤택하게 한다. 또 피부를 곱고 부드럽게 하면서 희어지게 하는 효능도 있다. 피지와 땀에 있는 지방성 물질이 용해되게 하는 역할을 하기 때문이다.

그러나 너무 뜨거운 물로 세안을 하면 피부에 남아있는 수분도 수증기와 함께 증발되게 만들어 피부로 하여금 유분과 수분을 잃게 만든다.

그 결과 피부를 건조하고 거칠게 만드는 원인이 된다.

콜드크림만의 세안은 좋지 않아

특히 세안을 할 때 콜드 크림만의 세안은 결코 좋지 않다. 콜드크림이나 크린싱크림만으로 세안을 끝내면 나중에는 피부가 거무스름해진다.

화장은 지워지지만 콜드크림의 유분이 남아 있으므로 피부 표면은 마치 파리를 잡는 진드기처럼 먼지나 더러움을 흡착시켜 버린다.

이로 인해 신진대사를 더디게 하고, 피지샘과 땀샘을 막아 피부가 담당하는 역할을 빼앗아가버린다.

따라서 콜드크림으로 화장을 지운 다음에는 반드시 미지근한 물로 세안을 하고 로션이나 유액 등을 발라주는 것이 좋다.

특히 세안을 할 때 지나친 세안은 주름 생성을 촉진한다는 사실을 주의할 필요가 있다.

실제로 뜨거운 물에서 오랫동안 일을 한 후에는 손이 평소보다 거칠어진 듯한 느낌을 받은 경험이 있을 것이다. 이것은 뜨거운 물 때문에 피부의 피지가 제거되어 세포가 직접 공기에 노출되었기 때문이다.

일반적으로 얼굴인 경우 하루 두 번씩 세안을 하는 것이 좋다. 세안을 할 때는 냉수와 따뜻한 물을 얼굴에 끼얹듯이 패팅을 해주는 것이 좋다.

피부 노화를 방지하기 위해서는 피부 진피 속의 혈관망과 말초신경을 자극해야 하기 때문이다.

그렇게 하면 피부에 탄력을 증가시켜 주름살의 생성을 방지하고 혈액순환을 촉진시켜 윤택한 피부를 갖게 하는 지름길이기 때문이다.

내 피부가 좋아하는
비누 선택법

세안용 비누는 얼굴의 더러움을 지우는 것이 목적이지만 얼굴의 더러움에는 단백질 계통의 때와 지방질 계통의 때가 복합되어 잘 지워지지 않는다. 이 두 가지 계통의 때를 동시에 완전히 지우려면 상당한 세정력이 필요하다.

그러나 세정력이 너무 강하면 피부의 피지까지 제거하게 되므로 세포가 직접 외부에 노출되어 피부를 손상시키거나 피부의 저항력을 약화시켜 주름의 원인이 되기도 한다.

그러므로 세안용 비누는 피지를 너무 제거하지 않고 때만 제거할 수 있으면 된다.

그러나 때가 피지에 붙어 있거나 지선(脂線)과 땀구멍에 들어가 있으므로 때를 완전히 제거하려면 피지도 반드시 제거해내지 않으면 안 된다.

그렇다면 고급비누는 이러한 조건을 잘 갖추고 있을까?

꼭 그렇다고 말할 수는 없다. 오히려 그 속에 고급향료를 배합하는 경우가 많기 때문에 그 고급향료가 피부에 알레르기 반응을 일으키거나 피부 민감증의 원인이 되는 수도 있으므로 고급이라는 말에 현혹되지 않도록 한다.

중성제 비누 피부 손상 막아

그러면 어떤 비누가 좋은 것일까?

첫째 세정력이 충분치 않더라도 피부를 손상시키지 않는 중성제 비누를 잘 거품내어 이 거품으로 감싸듯이 씻은 다음 잘 헹구어 주는 것이 좋다.

둘째 세제가 피부에 남아 있으면 피부가 거칠어지는 원인이 되므로 특히 주의해야 한다. 또 약산성인 약용비누는 피부에는 순하고 세균이 붙는 것을 방지하는 목적이 있어 괜찮지만 브러시 같은 것으로 강하게 문질러 씻는 것은 피부에 위험하므로 금해야 한다.

셋째 아무 생각없이 사용하는 비누도 실제로는 올바른 사용법이 있다는 것에 유의하자.

내 피부를 제대로 알자
-지성, 건성에 따라 관리법 다르다-

피부의 상태는 체질, 컨디션, 나이 등에 의하여 여러 가지로 변하는 데 그 변화에 따라 자기 피부가 건성인지, 지성인지를 알아두지 않으면 피부에 생각지도 않았던 트러블을 일으킨다.

이를테면 같은 화장수라도 건성피부인 사람이 수렴성 화장수나 카마인 로션을 쓰면 피부가 거칠어지거나 잔주름을 만들 우려가 많다.

따라서 화장을 하기 전에 자기 피부가 건성피부인지, 지성피부인지를 알아두어야 피부 관리를 잘 할 수 있다.

피부는 크게 건성피부, 중성피부, 지성피부의 세 가지 타입으로 나누어진다. 이는 피부 피지가 어느 정도 피부 표면으로 분비되는가에 따라서 판별한다.

이것을 판별하기 위한 간단한 방법은 비누 세안을 한 뒤 60분 정도가 지났을 때 백색의 투명한 얇은 종이를 앞이마와 코, 양쪽 볼, 관자놀이에 붙인 뒤 3~5분이 지나면 떼어내 살핀다.

▶중성피부일 경우

　종이에 지방 흔적이 매우 엷다.

▶건성피부일 경우

　종이에 지방의 흔적이 없다.

▶지성피부일 경우

　종이에 지방 흔적의 면이 넓고 특히 두드러져 보인다.

▶복합성 피부일 경우

　종이의 지방 흔적이 고르지 못하고 가운데 부분이 가장 뚜렷하다.

　이상의 방법을 통해 간단하게 감별할 수가 있다.

　그 외에도 우리의 피부는 지성이 강한 지루성피부, 어떤 종류의 화장품이나 향수 등에 트러블을 일으키는 알레르기성 피부, 자극에 대하여 저항력이 약한 민감성 피부 등이 있다는 것을 알아야 한다.

피부가 숨을 쉬어야
아름다워진다

비록 피부가 필요로 하는 산소를 대부분 혈액이 공급하고 있지만 피부가 공기 속에서 직접적으로 산소를 흡수하는 것은 인체 산소 필요량의 2.5%를 차지하고 있다. 이와 동시에 이산화탄소는 3% 정도 내쉬게 된다.

그런데 만약 평소 화장을 짙게 하는 것을 좋아하여 항상 화운데이션, 분 등을 두텁게 바르면 피부의 모공을 막아버림으로써 피부가 호흡할 기회를 주지 않게 된다.

이 같은 상태가 장기간 동안 지속되면 곧 피부의 안과 밖의 호흡이 원활하지 못함으로써 피부가 건조하게 되고 거칠어지면서 윤기를 잃게 된다. 또 주름살이 생기는 등의 각종 피부 트러블을 야기하게 되는 것이다.

이런 사실로 미뤄볼 때 피부의 호흡이 미용에 있어서 얼마나 중요한 작용을 하는지 알 수가 있다.

따라서 피부에 더욱 많은 호흡의 기회를 주기 위해서는 되도록 화장은 엷게 하는 것이 좋다. 유분기가 많은 화장품도 좋지 않다. 특히 가루분은 쓰지 않는 것이 좋다. 분은 주름살이 생기게 하는 원인이 된다.

분화장은 주름살이 생기게 하는 원인

일반적으로 피부에 주름살이 생기는 중요한 원인은 피부 아래의 지방이 감소된 것과 수분의 상대적인 부족에 있다.

비록 가루분이 사람의 피부를 희고 부드럽게 보이도록 하지만 가루분에는 수렴작용이 있어 피부로부터 많은 유분과 수분을 흡수하게 된다.

따라서 중성피부나 건성피부를 가진 사람에게는 특히 좋지 않다.

늘 가루분을 바르면 피부 속의 유분과 수분을 완전히 흡수하여 건조하게 함으로써 주름살이 쉽게 생기게 하기 때문이다.

이와 더불어 세안을 자주 하면서 피부의 청결을 유지해야 피부의 호흡이 원활히 이루어져 피부 미용에 유익한 작용을 하게 된다.

피부 미인 되려면
잠꾸러기가 돼라

피부가 깨끗하고 매끈하게 되는 것은 피부의 진피와 피하조직의 모세혈관에서 충분한 영양분이 공급되기 때문이다.

그러므로 피부 모세혈관이 원활하게 흐르는 것이 바로 피부를 아름답고 건강하게 하는 근본적인 핵심이다.

그런데 만약 잠이 부족하게 되면 종종 신체의 혈액순환이 그 균형을 잃게 된다. 이로 인해 피부 표면의 모세혈관도 혈액순환이 정체되는 현상이 나타나면서 피부의 색깔을 어둡게 하거나 노쇠하게 하면서 창백하게 만든다.

특히 피부의 모세혈관이 충분한 혈액 공급을 받지 못하게 되면 피부 세포 조직의 신진대사에 영양분의 부족을 초래하여 큰 장애를 일으키게 된다.

이로 인하여 피부 세포의 노화가 빠르게 진행된다. 특히 잠의 부족은

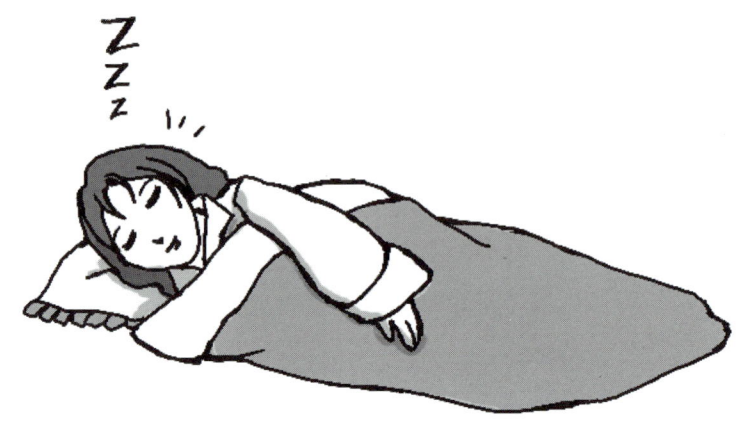

내분비선에 직접적인 영향을 줌으로써 이 또한 피부에 상당히 큰 영향을 미치게 된다.

그러므로 잠의 부족은 피부의 주름살을 깊어지게 하거나 쉽게 생기게 하는 주범이 된다고 할 수 있다.

그렇다면 잠은 어느 정도 자야 되고 또 언제 자는 것이 가장 좋을까?

이른바 잠을 잘 때도 제대로 잘 자는 요령이 필요하다.

잠을 자는 데 많은 시간을 할애하는 것보다 깊은 숙면을 취하는 것이 잠을 제대로 자는 첫 번째 조건이기 때문이다.

최상의 숙면 시간대는 밤 1시~3시 사이

일반적으로 최상의 숙면을 취할 수 있는 시간대는 밤 1시에서 3시 사이이다. 한의학에서는 이 시간대를 축시(丑時)라고 하여 나무와 풀도 깊이 잠이 드는 시간대라고 보고 있기 때문이다. 이 시간대 안의 기온은 하루 중 가장 안정된 때이고 따라서 이 시간대에는 우리 인체도 진정한 휴식을 취할 수 있게 된다.

이런 사실로 미뤄볼 때 새벽 1시에서 3시 사이에는 잠을 자는 것이 좋다. 특히 잠을 자는 적정 수면 시간은 일반적으로 7~8시간이라고 하지만 결론부터 말하면 스스로 만족할 수 있는 시간이 가장 적당한 수면 양이다. 대개 8시간 잠은 20대부터 40대 전반까지, 40대 후반부터는 평균 7시간의 잠을 자는 것이 좋다.

검은 피부가 건강하다는
말은 '거짓말'

직장인 A씨는 어릴 적부터 유난히 검은 얼굴 때문에 많은 스트레스를
받았다. 백옥같은 피부를 가진 친구를 보면 그것이 그렇게도 부러울 수가
없었다.

그러나 이제는 별로 개의치 않는다. 요즘 들어서는 까무잡잡한 피부여
서 섹시해 보인다는 소리를 많이 듣기 때문이다.

심지어는 피부가 건강해 보인다며 부러워하는 친구들까지 있을 정도니
검은 피부가 콤플렉스가 되지는 않고 있다.

우리는 보통 피부가 검은 사람이 하얀 사람보다 건강하다고 생각하는
사람이 많다. 그러나 사실은 그렇지 않다.

물론 세안 방법의 잘못이나 피부손질을 충분히 하지 않아 검어진 사람
이라면 몰라도 그렇지 않다면 이는 전혀 근거없는 말이다.

검은 피부는 산성식사 탓!

대체로 피부색이 검은 사람은 산성식사를 하는 경향이 있다. 이로 인해 몸 여기저기에 트러블을 일으키기 쉽다.

피부가 검으니까 웬만한 자극쯤은 괜찮겠지 하는 생각에서 마사지도 날마다 하고, 팩도 하루 걸러 한 번씩 하는 등 자기의 피부 상태를 제대로 알지 못하고 손질에만 힘쓰는 것은 잘못이다.

따라서 자기 피부의 상태를 제대로 알고 올바른 손질을 하는 것이 무엇보다 중요하다.

특히 염분 섭취가 과다해도 피부가 검어지게 된다. 염분이 멜라닌 색소를 증가시키기 때문이다.

그러므로 희고 부드러운 피부를 유지하려면 음식을 싱겁게 먹는 것도 좋다. 만일 염분을 너무 많이 섭취했을 때는 물을 많이 마셔서 염분의 농도를 엷게 하여 세포 속의 염분이 빨리 몸 밖으로 배출되도록 해야 한다. 그렇게 해야 희고 부드러운 피부를 유지할 수 있다.

☞ 보너스 정보

① 기름기가 많아서 검어진 얼굴에는 요구르트 마사지를

피지의 분비가 많으면 먼지가 묻거나 외기로 산화하여 피부의 색깔이 거무스름해진다. 이럴 때에는 마사지 크림으로 마사지를 한 다음 다시 요구르트를 사용하여 가볍게 마사지를 한다. 산성인 요구르트가 산화한 피부의 더러움을 깨끗이 제거해주기 때문이다.

② 살결이 검은 사람은 피부가 빨개질 때까지 목욕을

살결이 검게 되는 원인은 멜라닌 색소가 불어나기 때문이다. 멜라닌 색소는 염분이 과잉인 사람에게 많다.

이런 경우에는 약간 뜨거운 물(38도~40도)에 오랫동안 들어가서 땀과 함께 체내의 염분을 빼야 한다.

목욕시간은 20분~30분이면 된다. 피부가 빨개질 때까지 욕조에 드나들기를 계속한다. 다만, 식후 2시간 정도 지나서 목욕을 해야 한다. 이때 생수나 주스를 마셔가면서 수분 공급을 해주면 더욱 효과적이다.

냉·난방은
피부 노화의 원흉!

　도시생활, 특히 거대한 빌딩 안에서 일하는 여성에게는 계절에 따른 피부대책보다 냉·난방에 의한 건조로부터 피부를 지키는 것이 더 중요하다.

　현대 문명의 이기 가운데 가장 대표적인 것이 바로 냉, 난방기의 개발이 아닌가 싶다. 이제 햇볕이 내리쬐는 거리를 제외하곤 계절의 변화를 느끼기 힘들다.

　무더운 여름철이면 차가운 바람이 나오는 에어컨이 시원함을 제공하고 추운 계절이면 뜨거운 바람이 나오는 난방기가 훈훈함을 제공해주고 있다.

　사정이 이렇다보니 사실 춥고 덥다는 개념이 우리 생활에 큰 영향을 미치지는 않는다.

　그런데 문제는 이러한 냉, 난방 시설이 우리 피부에는 결코 좋지 못하다는 것이다.

가장 큰 이유는 피부를 건조하게 한다는 점이다. 피부의 건조는 피부 노화를 촉진하는 주범이다.

따라서 현대 문명의 이기인 냉, 난방 시설로부터 우리의 피부를 보호하려면 충분한 보습크림으로 피부를 보호해야 한다. 이때 한 시간마다 냉수를 마시는 것도 큰 도움이 된다.

몸 안의 수분 50%로 줄어들면 노화 진행돼

생수를 마시면 우리 몸은 젊어진다. 피부도 마찬가지다. 탄력있고 윤기가 난다. 실제로 수분이 몸 전체에 골고루 가 있는 사람일수록 생기가 있다.

인간의 몸은 75%가 수분으로 되어 있다. 몸 안의 수분이 50%로 줄어들면 노화가 진행된다. 물을 세포까지 잘 순환시키면 물 속에는 산소가 들어 있으므로 젊음을 유지하게 된다.

주위 사람들 중에 피부가 아름다운 사람은 대개 물을 많이 마시고 있을 것이다. 꼭 확인해보라.

혈액이 산성화 되면
피부가 거칠어진다

사람의 혈액은 늘 순환하면서 영양물질과 노폐물을 배설시키는 작용을 한다. 이때 혈액은 반드시 약 알칼리성을 유지해야 한다. 왜냐하면 우리가 먹은 식품, 즉 단백질과 지방, 탄수화물이 체내에서 소화될 때 인산이나 유산, 젖산 등 산성물질들을 생성하여 혈액이 산성을 띠게 하기 때문이다.

따라서 인간 혈액의 PH는 7.4, 즉 약 알칼리성이어야 이상적이다. 여기서 말하는 PH란 수소이온 농도지수로서 산성도나 알칼리성도를 나타내는 수치다. 0~7까지는 산성이고 7은 중성이며, 7~14까지는 알칼리성을 의미한다.

그런데 섭취하는 음식물에 따라서 우리의 혈액이 산성으로 기울어지는 경우가 많은 것이 문제다.

일례로 빵이나 밀가루, 햄, 치즈, 쇠고기, 조개류, 계란 같은 산성식품

중심의 식사를 계속하면 혈액이 산성으로 기울어지게 된다.

그렇게 되면 혈액순환이 나빠져서 신진대사가 떨어지고 내장의 기능도 둔화되어 피지질이나 땀선의 분비에도 나쁜 영향을 미치게 된다.

이로 인해 피부도 민감해져 여드름 같은 피부 트러블의 원인이 되는 것이다. 음식물과 피부의 관계를 알지 못하면 결코 아름다운 피부를 가꿀 수 없다.

따라서 아름다운 피부를 원한다면 우리 체내에서 알칼리성을 생성하는 식품, 즉 채소류, 과일류, 감자, 해조류, 곤약, 콩, 우엉 같은 식품을 잊지 않고 먹도록 한다. 몸의 컨디션이 좋은 때는 혈액이 약알칼리성이 되어 있을 때이고, 이때 피부도 아름답다는 것을 알아야 한다.

> ☞참고하세요!
>
> **혈액의 산성화를 막는 식생활 원칙**
> · 과식하지 않는다.
> · 육류 등 고지방식품은 적은 듯이 먹는다.
> · 식물섬유는 많이 섭취한다.
> · 단음식과 알코올은 적당히 먹는다.
> · 염분은 적은 듯이 먹는다.
> · 늦은 시간의 식사와 불규칙적인 식사는 피한다.
> · 혈액을 맑게 하는 영양소와 식품을 적극적으로 섭취한다. 등푸른 생선이나 다시마, 미역 등의 해조류, 대두식품, 녹황색 채소나 감자류, 버섯류, 과일류 등은 모두 혈액을 맑게 하는 데 효과가 있는 대표적인 식품들이다.

생리기간 중의
피부 미용법

여성의 경우 월경 주기가 되면 화장품을 바꾸는 것을 피해야 한다. 왜냐하면 여성의 월경 주기 때는 체내의 호르몬 분비가 이상을 일으켜 피부를 더욱 민감하게 만들기 때문이다.

이때는 외부의 조그마한 자극에도 피부가 과민 반응을 보이게 된다. 설사 평소에 과민반응을 잘 일으키지 않았던 것도 이때는 과민 원인이 되어 가려움증이나 부어오르는 증상 등을 유발하는 경우도 허다하다.

그러므로 생리 기간 중에는 평소에 즐겨 쓰던 립스틱이나 향수, 로션 등 화장품을 바꾸지 않도록 하는 것이 좋다.

이밖에도 월경 기간에는 피부의 모공이 넓어지면서 피지 분비도 비교적 왕성하게 되는 경향이 있다.

그러므로 이 기간에는 화장을 엷게 해야 하고 진한 화장은 피하는 것이 피부가 거칠어지고 모공이 더 넓어지는 것을 예방할 수 있다.

생리기간 중에는 화장품도 바꾸지 마라

특히 여성의 임신 기간 중에는 피부의 건조증을 예방하는 데 중점을 두어야 한다. 임신 기간 중에는 체내의 물질 분비와 호르몬의 작용으로 피부에 색소침착이 나타날 수가 있고 피부에 수분과 지방의 결핍을 일으켜 피부를 건조하거나 거칠게 만들 수가 있다. 특히 주름살을 늘리기도 한다.

이럴 때는 유분과 수분이 혼합된 크림을 발라주면 피부가 부드러워지고 탄력을 유지하게 될 것이다.

갱년기 여성은 피부를 윤택하게 하고 주름살을 방지하는 기능성 화장품을 쓰는 것이 좋다.

나이가 많아짐에 따라 신진대사가 느려지게 되고 피지선 활성화도 저하된다. 이로 인해 피부가 쉽게 느슨해지고 수분을 잃게 되면서 주름살이 생기게 된다. 그러므로 갱년기 여성의 피부 보호 핵심은 피부의 수분유지를 증가시키고 피부에 충분한 영양분을 공급하는 데 있다.

특히 눈가와 입가, 두볼 등 쉽게 건조되면서 주름살이 생기는 부위에 늘 채소·과일팩으로 관리를 해주면 피부 표면의 각질층을 부드럽게 제거하고 표피 세포의 활력을 증강시켜 피부를 윤택하게 하고 주름살을 예방하는 뛰어난 미용효과를 거두게 될 것이다.

피부의 색소반점
막을 방법 없나?

피부의 색소 반점은 나이가 많아짐에 따라 증가하는 경향이 있다. 그 주요 원인은 멜라닌 색소의 생성이 연령변화와 밀접한 연관이 있기 때문이다.

여성의 나이가 14~15세가 되면 멜라닌 색소가 일시적으로 증가하게 되고 20세 전후가 되면 멜라닌 색소는 오히려 감소되면서 피부가 희어지게 된다.

그러다가 30세 이후가 되면 멜라닌 색소는 다시금 점차 많아지게 된다.

피부의 노화를 놓고 본다면 그 색소의 변화 역시 다양성으로 나타나게 된다. 즉 얼굴과 손목 부위의 피부에서 검은색 반점이 돋아나는데 가슴 부위, 복부, 등부위, 팔등 등의 부위에서는 도리어 흰색반점이 돋아나기도 한다.

피부에 검은 반점 또는 흰 반점이 나타난다는 것은 인체 노화의 표시이

다. 왜냐하면 인체의 노화과정이 바로 조직
세포 산화의 변화이기 때문이다.

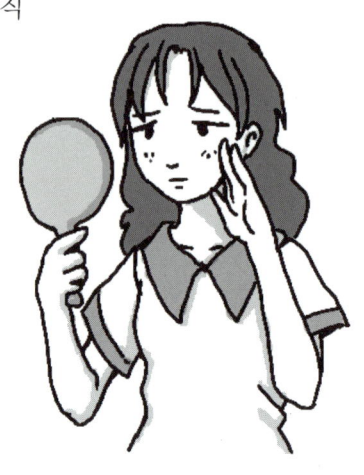

멜라닌 색소 억제하면
색소 침착 개선 돼

즉 멜라닌 색소의 형성은 바로 체내
의 티로신에 의해서이다. 티로신이 효
소의 작용으로 여러 상태로 산화되면서
마지막으로 모여서 멜라닌 색소가 되기
때문이다.

그러므로 색소 반점 침착을 개선하기 위해서는 인체의 면역력을 증강
하고 조직세포의 산화를 예방해야 한다.

여기에 인체의 노화를 막는 등의 다각적인 노력을 결합시켜야만 비로
소 좋은 치료 효과를 거두게 될 것이다.

태양이 두렵지 않은
나이는 17세까지

태양은 모든 생명의 원천이다. 실제로 태양은 우리의 건강을 유지시키고 중병에 걸리지 않도록 지키고 보호하며, 에너지를 충족시켜 의욕과 생기를 불어넣어 주는 힘의 원천이다.

이렇듯 고마운 것이 태양이지만 피부 미용에 있어서는 적이다.

태양광선 가운데 파장이 짧은 자외선은 화학작용을 일으키는 광선이어서 피부세포에 흡수되면 색소를 형성하는 역할을 하기 때문이다.

우리 피부가 자외선을 쬐이면 갑자기 멜라닌 색소가 불어나서 금방 피부가 그을려지게 된다. 특히 여름 햇살은 피부 미용에 있어 가장 무서운 적이다. 그 중에서도 오전 11시부터 오후 2시까지가 피부에는 마(魔)의 시간대이다.

아무리 그을려도 원래대로 원상복귀 되는 것은 16세나 17세까지이다.

적당한 자외선은 피부를 아름답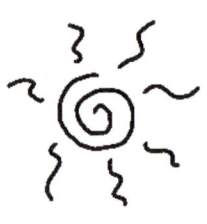
게 하기도 하지만 20세가 넘으면
반드시 자외선 대책을 세워야
한다. 비타민 D를 보충하기 위
한 일광욕이라면 손이나 발끝만
쬐여도 충분하다.

따라서 20세가 지나면 자외선을 차단하는 선크림을
반드시 발라야 한다.

20세가 넘으면 자외선 대책 세워야

선크림을 선택할 때는 자외선을 차단하는 시간을 표
시하는 자외선차단지수(SPF)를 꼼꼼히 살펴보아야 한
다.

반드시 이 수치가 높은 것이 좋은 것은 아니지만, 미국
식품안전청(FDA)에서는 피부에 자극을 주지 않는 SPF 수치를 15~20
으로 권장하고 있다. 예를 들어 SPF가 15라면 3시간 동안 자외선을 차단
시킬 수 있는 수치라고 보면 된다.

햇볕에 탄 피부에는 우유팩 하세요!

일반적으로 팩은 피부를 아름답게 하는 데 가장 많이 활용하는 미용법 가운데 하나다.

그러나 햇빛 강한 여름철 바닷가에서 살갗을 태운 뒤나 몹시 피로할 때 피부에 팩을 하는 것은 오히려 피부에 해롭다.

피부가 몹시 피로할 때는 우선 30분쯤 푹 쉬어서 피로부터 풀어버려야 한다. 그렇지 않고 피로한 피부에 갑작스럽게 강한 팩을 하게 되면 피부가 따끔거리면서 거칠어진다.

어느 정도 피부가 진정되면 우유팩을 해주면 좋다. 피부가 햇볕에 타서 얼굴이 화끈거릴 때는 우선 찬 우유로 얼굴을 씻는다. 그런 다음 거즈에 우유를 적셔서 피부에 붙여두도록 한다. 그러면 효소의 작용으로 염증을 일으킨 피부가 진정된다. 이때 화장수는 표백성인 로션이나 크림을 충분히 쓰도록 한다.

검정콩 + 레몬 삶은 물
피부미용에 좋아

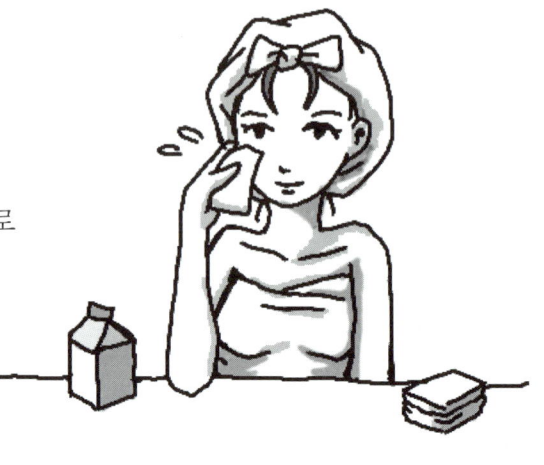

특히 피부가 피로할 때는 바로
효과를 보는 우유팩을 하면
서 검정콩과 레몬을 삶아서
먹어도 좋은 효과를 기대할
수 있다.

식물성 단백질인 콩이 몸에 좋다는 것은 다 아는 사실이다. 특히 검정
콩은 피부에도 좋고 모발에도 좋다. 설탕이나 간장을 넣지 않고 콩을 삶
다가 부드러워지면 벌꿀과 둥글게 자른 레몬을 넣어 맛을 낸다. 레몬만으
로도 콩에 있는 달콤한 맛이 믹서되어 맛있게 먹을 수 있다.

땀은 미용의 '적' 즉시 제거한다

사람은 누구나 땀을 흘린다. 사실 우리 인체는 땀의 배출을 통해 체온 조절을 하기도 한다.

그러나 땀은 피부 미용의 적이다. 일반적으로 땀은 산화되면 고약한 냄새가 난다. 또한 염분은 피부를 거칠게 하는 원인이 되기도 한다.

따라서 땀을 흘렸으면 곧바로 닦아내는 것이 좋다.

목욕을 할 때에도 시간을 들여 땀을 내고 탕에서 나올 때에는 찬 타월로 몸을 닦아 피부를 긴장시키도록 한다.

평소 유난히 땀을 많이 흘리는 사람은 대개 산성체질이므로 식사에도 주의해야 한다. 우리 몸이 산성체질화 되면 기미가 심해진다든가, 피부색이 검어지는 등 각종 피부 트러블의 원인이 되기 때문이다.

따라서 피부 미용을 위해서는 지나친 육식은 삼가고 대신 채소와 과일 등 알칼리성 식품을 많이 먹는 것이 도움이 된다.

이럴 때 먹으면 좋은 식품으로는 쑥갓, 파슬리, 시금치 같은 푸른 야채들이다. 이들 야채로 주스를 만들어 먹도록 한다.

다만, 야채즙만으로는 먹기가 어렵고 위벽을 상하게 하는 경우도 있으므로 레몬즙이나 벌꿀을 타서 먹도록 한다.

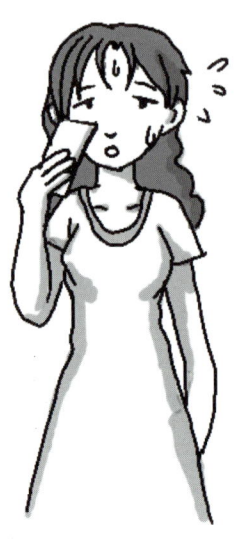

땀 많이 흘리면 야채즙이 좋아

야채즙에는 혈액의 산성을 알칼리성으로 바꾸어 동물성 지방을 분해하는 작용이 있으므로 젊어질 수 있는 것이다. 또 시금치에 들어있는 비타민 A는 피부를 보호하는 효과가 있기도 하다.

케이크보다 떡이
피부에 더 좋다

아름다운 피부는 밖으로부터의 손질과 안으로부터의 손질, 즉 식사와 밀접한 관계가 있다.

우리가 만약 피부에 나쁜 영향을 주는 음식물을 섭취하면 그 영향은 곧바로 피부에 나타난다.

자, 여기 떡과 케이크가 있다고 치자. 이들 두 가지 식품 중 어느 것이 피부에 더 좋을까?

말할 것도 없이 떡이다. 우리가 흔히 먹는 떡에는 속이 있는 것도 있고 콩고물을 이용한 것도 있으며 팥이나 콩, 해바라기 씨 등 다양한 식품들을 활용하여 떡맛을 낸다.

이때 응용된 팥이나 콩은 피부에 유익한 작용을 하게 된다. 특히 팥에는 비타민 D가 다량 함유되어 있어 몸의 피로를 풀어줄 뿐만 아니라 피부 미용에도 좋다.

그런 반면 케이크에는 당분이나 유지방이 너무 많아서 피부 미용에는 좋지 않다.

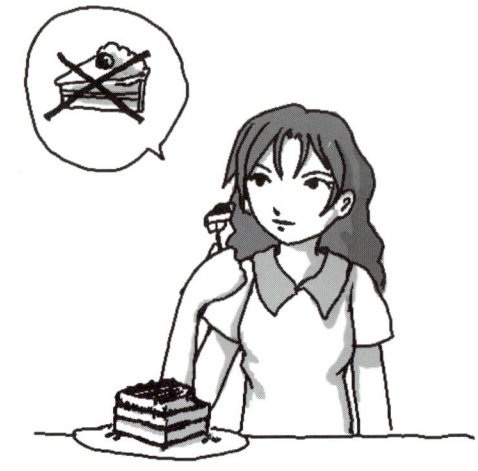

케이크의 당분, 유지방은 피부의 적

그런데 만약 어쩔 수 없는 상황에서 케이크나 초콜릿 등을 먹었을 때는 다른 식품으로 해독해주는 것이 좋다.

이때 먹으면 좋은 식품으로는 비타민 B를 다량 함유한 딸기나 포도, 사과 등을 먹으면 설탕의 나쁜 점을 없애면서 균형을 취할 수 있다.

그렇다고 해서 케이크나 초콜릿을 많이 먹어도 좋다는 것은 결코 아니다.

마사지도 잘못하면
깊은 주름을 만든다

아름다워지겠다는 생각만으로 좋다는 말만 들으면 뭐든지 많이 쓰고 보는 것이 여성의 심리다. 눈 언저리에 잔주름이 갑자기 많이 생긴 사람은 십중팔구 마사지에 원인이 있다.

물론 얼굴 마사지가 피부에 좋은 것은 틀림없는 사실이다.

그러나 눈 언저리는 특히 민감한 부분으로 강한 마사지를 하면 마찰에 의하여 피부 표면을 상하게 하고 주름을 만드는 주범이 된다.

피부 마사지를 할 때는 반드시 피부 표면을 문질러서는 안 된다. 근육의 흐름에 따라 근육을 움직이듯이 부드럽고 리드미컬하게 해야 한다.

꼭 알아야 할 피부 마사지 상식 7가지

① 마사지는 청결한 피부에 할 것. 목욕 후 혈액순환이 왕성할 때 하면

효과가 배가된다.

② 마사지 크림을 듬뿍 바르고 마찰을 적게 한다. 가운뎃 손가락과 무명지를 써서 아래에서 위로, 가운데에서 밖으로 하되 시간은 2~3분부터 5분까지로 한다. 그러나 피부가 벌개지고 화끈거릴 때까지 문지르는 것은 역효과를 나타낸다.

③ 나선을 그리면서 원을 그리는 식으로 일정한 손가락에 리듬을 준다.

목욕후의 마사지

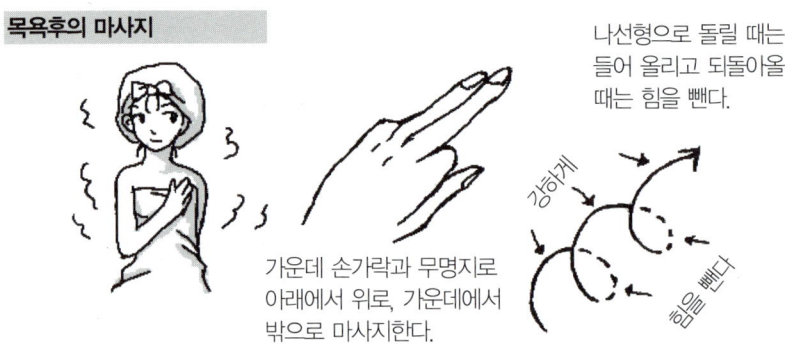

나선형으로 돌릴 때는 들어 올리고 되돌아올 때는 힘을 뺀다.

강하게

힘을 뺀다

가운데 손가락과 무명지로 아래에서 위로, 가운데에서 밖으로 마사지한다.

근육의 결에 따른 마사지

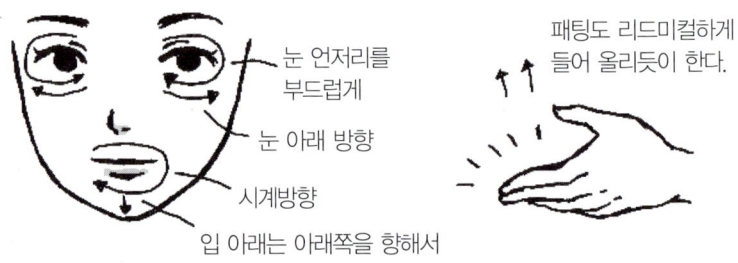

눈 언저리를 부드럽게

눈 아래 방향

시계방향

입 아래는 아래쪽을 향해서

패팅도 리드미컬하게 들어 올리듯이 한다.

위로 올릴 때는 들어올리듯이 하고 내려올 때는 힘을 빼고 표피를 문지르는 것이 아니라 근육을 움직이듯이 부드럽게 한다.

④ 얼굴 근육의 흐름을 알고 그에 따른다.

⑤ 눈 언저리는 될 수 있는 대로 부드럽게 무명지와 가운뎃 손가락으로 누른다.

⑥ 패팅할 때에도 리드미컬하게 아래서 위로, 가운데에서 밖으로 들어올리듯이 문질러 준다.

⑦ 미용기구 사용이나 패팅이 초보자에게는 무난하다.

☞참고하세요!

눈가 주름살 펴는 한방 마사지 요령

① 식지로 양쪽 정명혈을 누른다. (그림 1참조)
1초에 한 번씩 힘주어 누르는 데 5~10회 정도 반복한다.

② 식지를 곧게 세워 눈시울 밑의 승읍혈을 수직으로 누른다. 1초에 한 번씩 모두 5~10회 정도 눌러준다. (그림 2참조)

③ 식지로 양쪽 동자료혈을 누른다. 1초에 한 번씩 5~10회 정도 눌러준다.(그림 3참조)

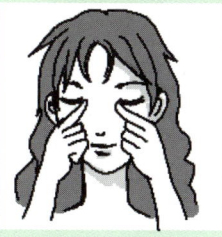

〈그림 1〉정명혈

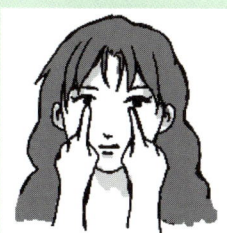

〈그림 2〉승읍혈

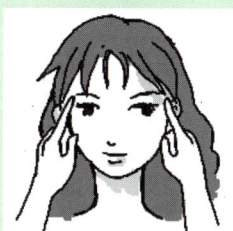

〈그림 3〉동자료혈

건조한 피부는
잔주름을 만든다

피부는 가을부터 겨울에 걸쳐 수분을 대기 중에 빼앗겨 신진대사도 둔해지고 피지선이나 땀선도 수축된다.

특히 피지 분비가 줄어들어 가을과 겨울에는 건조해지면서 잔주름이 생기기 쉬운 데 그 중에서도 특히 눈 언저리 부위에 잘 생긴다.

그러므로 겨울에는 무엇보다 피부가 건조해지지 않도록 주의해야 한다. 밤의 손질 뒤에는 아이크림(유성크림)을 눈꼬리부터 두드려주면서 발라준 다음 잠자리에 들도록 한다.

주름의 큰 적은 건조이므로 가을과 겨울뿐만 아니라 여름의 냉방에도 주의해야 한다.

또한 평소 잔주름을 막는 미용팩을 꾸준히 해주는 것도 많은 도움이 된다.

일반 가정에서 손쉽게 할 수 있는 잔주름 막는 미용팩은 계란흰자위 요구르트팩을 하는 것이 좋다.

계란흰자위 요구르트팩

〈하는 요령〉

【재료】 요구르트와 계란 흰자위를 같은 양으로 준비한다.

【만드는 법】 요구르트와 계란 흰자위를 믹서기에 넣고 버무린 뒤 부어내면 계란 요구르트 크림이 된다.

【사용법】 계란 요구르트 크림을 필요한 부분에 바르고 30분 정도 지나면 미지근한 물로 씻어낸다. 일반적으로 날마다 바르지만 하루 걸러 발라도 좋은 효과가 있다.

☞참고하세요!

"웃으면 주름이 생긴다는 것은 거짓말"

　웃으면 주름이 생긴다는 것은 거짓말이다. 얼굴의 근육이 움직여서 오히려 주름이 생기지 않는다. 이와 반대로 항상 불평불만을 털어놓는 사람이나 화를 잘 내는 사람은 입 언저리에 일찍 세로 주름이 생긴다. 그리고 점점 입의 양쪽 끝이 내려가고 표정이 노인같이 변한다.

　따라서 마음의 고민은 빨리 털어내버리는 것이 주름을 예방하는 첩경이다. 그리고 될 수 있는 한 많이 웃자.

일상생활 속에서
주름살 예방하는 법

▶ 여름철 외출할 때는 반드시 양산과 선글라스를 써야 한다.

왜냐하면 강력한 햇빛의 자극 아래서 사람들은 저도 모르게 미간을 찌푸리게 되면서 눈가의 주름살을 만들기 때문이다.

▶ 다른 사람과 대화할 때 표정을 너무 지어보이는 것을 삼가야 한다. 왜냐하면 눈살을 빈번하게 찌푸리고 움직이면 주름살을 빨리, 많이 나타나게 할 수 있기 때문이다.

▶ 불쾌한 일을 당하면 하루종일 수심에 찬 표정을 지어서는 안 된다. 이 같은 표정은 주름살이 매우 쉽게 생기게 하기 때문이다.

▶ 피로할 때 눈을 비비지 말고 손으로 얼굴을 문지르지 말아야 한다. 이를 지키지 않으면 주름살이 쉽게 생긴다.

▶ 누워서 책이나 신문 등을 읽지 말아야 입가의 주름살을 예방하는

데 도움이 된다.

▶ 잠 잘 때 부주의하여 안면 피부가 압박되지 않도록 해야 한다. 특히 눈 주위의 피부가 짓눌리게 해서는 안 된다. 이 부위가 바로 주름살 다발 부위이기 때문이다.

▶ 만일 얼굴에 주름살이 나타났으면 매일 눈을 천천히 감은 다음 최대한으로 크게 벌려 뜨는 동작을 반복 10회 정도 행한다. 그렇게 하면 눈 주위의 잔주름을 감소시키고 완화하며 안검 피부의 탄력을 증가하게 된다.

취침 전의 한 잔 생수
싱싱 피부 가꾼다

충분한 수분 공급이 피부에 얼마나 중요한지 말한 적이 있다.

만약 싱싱한 피부를 원한다면 잠자리에 들기 전에도 한 잔의 물을 마시는 것이 좋다. 이렇게 마신 한 잔의 물은 우리 피부에 매우 중요한 효과를 가져온다.

잠자는 동안에 물이 세포 구석구석까지 흘러들어 흡수되기 때문에 피부가 싱싱해지기 때문이다.

또한 잠을 잘 때는 숙면을 취하도록 해야 한다. 미인은 잠꾸러기라는 카피도 있듯 충분한 숙면은 아름다운 피부를 가꾸는 천연의 비타민이다.

실제로 수면을 충분히 취하고 난 아침에는 피부에 윤기가 난다. 다만 이것은 8시간을 꼭 자야만 좋다는 말은 아니다.

앞서도 언급했듯이 밤 1시부터 3시 사이에는 반드시 잠들어 있도록 하는 것이 좋다.

그렇지 않으면 아름다운 피부는 만들어지지 않는다. 다소 살이 찐 사람은 수면시간을 약간 적게 해야 한다.

필요 이상으로 잠을 자게 되면 오히려 살이 더 찌기 때문이다.

☞ 보너스 정보

아름다운 피부를 가지려면 다음의 8가지 사항을 금하세요!

① 초조, 불안해 하는 일. 아름다워지지 않는다고 비관적으로 생각하는 일.

② 간식하는 일.

③ 피부 손질이나 미용식에 대하여 작심삼일(作心三日).

④ 지나친 피부 손질이나 거친 손질.

⑤ 밤새기, 담배, 과음.

⑥ 기본적인 미용체조(꾸준히 하지 못하고 기분날 때만 하는 일).

⑦ 산성식품의 과잉 섭취 및 과식.

⑧ 염분, 지방질의 과잉섭취.

거무스름해진 피부에는
녹차물이 좋아요!

피부가 평소보다 검어져 있을 때는 산성으로 기울었다는 증거다. 이럴 때는 세안 뒤 헹굴 때 식힌 녹차물로 패팅한다.

왜냐하면 녹차에 포함되어 있는 엽록소가 피부에 흡수되어 피부가 중성으로 되기 때문이다. 피부는 산성이 되면 검어지고 알칼리성이 되면 희어진다.

또 피부가 거칠어 보이고 윤기가 없을 때는 수분이 부족한 것이다. 이럴 때는 크림을 발라주면 되는 것으로 생각하기 쉽지만 피부는 수분이 떨어진 꽃이나 풀과 같아서 화장수로 듬뿍 패팅을 해주어야 점점 윤기있고 촉촉하게 된다.

이때 소량의 크림에 밍크오일이나 올리브오일을 1~2방울 타서 잘 바르면 보다 촉촉하고 윤기있는 피부로 가꿀 수 있을 것이다.

특히 여드름 등이 나기 쉬운 거친 피부를 알칼리성이 강한 비누로 세안을 하게 되면 오히려 알칼리성을 증가시킨다.

따라서 하루에 한 번은 레몬 같은 감귤류의 즙을 탈지면에 묻혀서 얼굴의 더러움을 닦아내도록 하자. 다만, 레몬같이 자극성이 강한 것은 물을 타서 사용해야 한다. 7~8분 후에는 물로 씻어낸다.

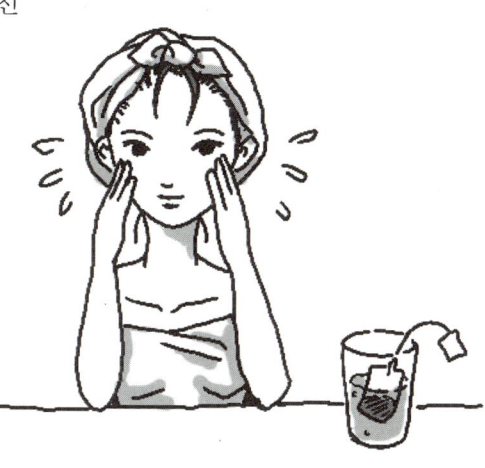

겨울철 눈에 타지 않는
4가지 방법

스키 인구가 날로 급증하고 있다. 설원을 달리는 스키가 대중적인 인기를 끌면서 겨울철 인기있는 레저 스포츠로 자리를 잡아가고 있다.

이러한 추세에 발맞추어 스키 건강법도 사람들의 관심 대상이다. 특히 하얀 눈에 의해서도 피부가 타는 것으로 알려지면서 겨울철 눈에 타지 않는 비결을 묻는 사람들이 종종 있다.

이 물음에 대한 요점 포인트는 크게 4가지다.

▲눈이 쌓인 날 밖으로 나갈 때에는 선크림을 파운데이션 대신 바른다.

▲밖에 있는 동안에는 3시간마다 선크림을 바른다.

▲립스틱 밑에 입술크림을 발라준다. 밖에 나가서는 그 위에 다시 입술크림을 발라준다.

▲밖에서 돌아오면 그을린 피부를 카마인로션으로 패팅하여 진정시킨

다음 영양크림을 묻힌 거즈로 20분쯤 얼굴을 덮는다.

　이상의 방법은 손쉽고도 간단하게 할 수 있는 방법들이므로 겨울철 눈에 타지 않으려면 이점에 각별히 주의할 필요가 있다.

닭살피부는
비타민 A로 고친다

선천적인 닭살피부라고 해서 포기하면 안 된다. 닭살 피부도 얼마든지 촉촉하고 부드러운 피부로 소생시킬 수 있다.

그러려면 우선 식생활을 바꿔야 한다. 짠 것을 피하고 생수나 과일 등 자연적인 수분을 많이 섭취하도록 한다.

또 피부를 촉촉하게 하려면 비타민 A가 많은 유색 채소나 버터, 치즈, 호두, 참깨 등을 먹도록 한다.

비타민 A는 활성산소로 인한 해로부터 세포를 보호하는 데 그 위력은 비타민 E를 능가할 정도다.

따라서 피부의 노화를 막는 효과가 있을 뿐만 아니라 젊음의 묘약 가운데 하나이기도 하다. 이러한 비타민 A가 많이 함유된 식품을 먹으면 닭살피부를 개선하는 데도 효과가 있다.

딸기코는
알로에즙으로 고친다

　노총각 A씨는 고민이 이만저만이 아니다. 나이 서른이 훌쩍 넘었는 데도 아직 장가를 가지 못하고 있다.

　이제는 맞선 보기도 지쳤다. 번번이 퇴짜를 맞기 때문이다. A씨는 그 이유가 딸기코 때문이라며 하루에도 몇 번씩 거울을 들여다보며 원망한다.

　꼭 술 취한 사람처럼 코가 벌겋게 보이니 어느 여자가 좋아하겠느냐는 것이다.

　이처럼 우리 주위에는 일명 '딸기코' 때문에 고민하는 사람이 간혹 있다. 이는 코의 모낭에 생기는 만성적인 염증으로 초기에는 코가 빨개지다가 나중에는 코가 울퉁불퉁해지는 질병이다.

　대부분의 사람들은 이러한 증상이 술을 많이 마시는 사람에게만 생기는 것으로 생각하기 쉽지만 사실은 그렇지 않다. 술을 마시지 않는 경우도 많이 걸린다.

지금까지의 연구 결과 그 원인으로 추정되고 있는 것은 내분비 이상이나 소화기질환, 비타민 결핍 등 다양한 원인이 거론되고 있으나 확실한 원인은 밝혀져 있지 않다.

다만 딸기코의 증상 악화를 예방하기 위해서는 과도한 열이나 한랭, 강한 햇빛 등에 노출되는 것을 피하고 술이나 뜨겁고 매운 음식 등의 섭취도 삼가는 것이 좋은 것으로 알려져 있다.

☞참고하세요!

딸기코 개선하는 알로에 즙 활용법

술을 마시지 않았는 데도 알레르기처럼 코 언저리가 빨개지는 사람이 있다. 이때는 자꾸 만지지 말고 탈지면에 알로에즙을 조금 타서 덮어둔다. 하룻밤 한 번으로 충분하다.

얼굴이 붉어서
고민이라면…

유난히 얼굴이 붉어보이는 사람이 간혹 있다. 어찌보면 혈색이 좋아보이는 것도 같아 건강의 상징처럼 느껴지기도 한다.

그러나 지나치게 붉은 얼굴은 분명 건강에 문제가 있다는 이상신호이다.

얼굴이 붉게 보이는 가장 큰 원인은 혈액순환이 나쁘기 때문이다. 그 결과 피부 표면의 모세혈관이 노출됨으로써 얼굴색이 붉어진다.

따라서 붉은 얼굴을 고치려면 혈행을 좋게 하는 것이 가장 좋은 방법이다.

혈행을 좋게 하려면 혈액을 약알칼리성으로 유지해야 하므로 약알칼리성 식품인 채소나 과일을 많이 먹고 염분이나 단 것의 과잉섭취를 피해야 한다.

또 신진대사를 촉진하고 몸의 조직을 형성하는 효과가 있는 식물성 단백질을 많이 섭취하도록 한다.

그리고 빈혈에 효과가 있는 철분이 많은 날 채소나 과일이 좋다. 예를 들어 콩류나 감, 건포도, 김, 시금치, 파슬리 같은 푸른 채소를 신경써서 먹어야 한다.

화장수를 바를 때는 탄력있게 패팅해야

붉은 얼굴을 고치기 위해서는 평소 피부에 자극을 주는 것도 중요하다.

아침, 저녁의 마사지나 화장수를 바를 때 탄력있게 패팅을 해준다. 또 따뜻한 물수건을 1분 동안, 그리고 찬물에 적신 수건을 30초씩 번갈아가며 얼굴에 대고 자극을 주는 것도 효과적이다. 이러한 방법들은 모두 혈행을 좋게 하는 효과가 있기 때문이다.

특히 얼굴뿐 아니라 몸 속의 혈행까지 좋게 하는 데는 목욕이 가장 효과적이지만 목욕을 자주 하면 다리나 허리가 냉해지는 것에 각별히 주의해야 한다.

목욕을 했으면 탕에서 나올 때 찬물과 따뜻한 물을 허벅지부터 발을 향해 번갈아 끼얹으면 혈액순환이 좋아진다.

기미·주근깨
원인 없애기

피부를 망치는 주범 가운데 대표적인 것이 기미나 주근깨이다. 그 발병 원인도 명확하게 밝혀져 있지 않다.

다만 우리의 피부는 햇볕에 타면 멜라닌 색소의 작용으로 색깔이 검어진다. 또 기미나 주근깨도 멜라닌 색소가 피부 표면에 침착되어 생기는 것이다.

따라서 기미나 주근깨가 생기는 외적 원인으로는 첫째 태양광선 속의 자외선의 영향을 들 수 있다.

그 다음으로는 화장품이 피부에 맞지 않아서 기미를 만들어버리는 경우가 많다.

그러므로 기미나 주근깨를 예방하려면 강한 햇빛 아래 외출할 때에는 선크림을 발라 피부를 보호하거나 선글라스, 모자 등으로 직사광선을 차단해야 한다.

화장품을 고를 때는 미리 팔 안쪽에 화장품을 발라보고 피부 반응을 보는 패치 테스트를 하여 맞지 않는 화장품은 사용하지 않도록 한다.

자외선 차단, 염분 섭취 줄이는 것이 중요

기미나 주근깨는 외적 원인뿐만 아니라 다음과 같은 내적 원인에 의해서도 생긴다.

첫째 염분의 과잉 섭취가 문제가 된다.

염분은 멜라닌을 만들고 과잉 섭취한 염분은 땀 분비를 촉진하여 표피를 알칼리성으로 바꾸면서 피부를 거칠게 하기 때문이다.

둘째 성호르몬의 불균형에 의해서도 생길 수 있다.

성호르몬의 균형이 깨지면 그것이 정상으로 돌아오려는 조절기능이 작동하게 된다. 이때 멜라닌 형성을 촉진하는 뇌하수체인 MSH호르몬까지 자극해 기미를 만들게 된다.

셋째 간장기능의 저하에 의해서도 생길 수 있다.

간장기능이 저하되면 신진대사가 나빠지고 멜라닌 색소 침착을 억제하지 못하여 기미를 만들어버리기 때문이다.

넷째 정서적인 불안도 기미, 주근깨를 생기게 할 수 있다.

정서적으로 불안하면 자율신경의 불안정을 가져오고 위에 소개한 세 가지 증상을 일으키는 원인이 되기 때문이다.

이러한 내적 원인을 없애려면 수분을 많이 섭취하고 과일을 듬뿍 먹어야 한다. 비타민 C는 멜라닌 색소를 엷게 하고 과일에 들어있는 알칼리성 성분은 혈행을 좋게 하며 내장기능을 촉진하는 효과가 있기 때문이다.

특히 식사 후 2~3시간이 지난 뒤 녹차를 마시면 염분을 몸 밖으로 배설시키는 작용을 하게 해준다.

식사 개선으로 체질을 바꾸면 피부가 몰라보게 달라질 것이다. 정서적 불안은 충분한 수면을 취하여 피로감을 없애면 해결할 수 있다.

컨디션이 나쁘면
여드름이 생긴다

  피부 트러블 가운데 여드름 만큼 지긋지긋한 증상도 드물다. 예전에는 주로 사춘기 시절에 많이 나타나는 경향이 있어 '청춘의 심벌'이라는 말로 위로를 받았지만 오늘날은 사정이 많이 달라졌다. 어떻게 된 일인지 남녀노소를 막론하고 시도 때도 없이 나타나 사람들을 괴롭히고 있다.

  이러한 여드름은 몸의 컨디션과도 밀접한 관계가 있다.

  일례로 변비가 되면 배설되어야 할 대변이 장에 쌓이게 되고 영양소를 흡수해야 할 대장이 영양소 대신 독소를 흡수하여 그 독소를 피지선을 통해 피지와 함께 몸 밖으로 배출하려 드는데, 이 독소가 바로 여드름의 원인이 되는 것이다.

  또 해독에 필요한 간장의 기능이 떨어져도 여드름은 생긴다. 특히 몸의 작용을 원활히 하는 비타민의 대사 이상에 의해서도 여드름은 생길 수 있다. 담배가 여드름성 피부에 좋지 않은 것도 니코틴이 비타민의 작용을 저하시키기 때문이다.

또 성호르몬(황체호르몬)의 균형이 깨지면 여드름이 생기기 쉬운 지성 피부가 된다. 생리 때나 생리불순, 임신 중에 여드름이 생기는 것은 이 때문이다. 수면 부족도 여드름과 깊은 관계가 있다.

이렇듯 여드름은 여러 가지 원인에 의해 유발될 수 있으므로 평소 몸 컨디션을 좋게 유지하는 것이 근본적인 예방비법이라 할 것이다.

☞ 보너스 정보

여드름을 몰아내는 3가지 방법

▶ **정신적인 안정을 꾀한다.**

여드름의 원인에는 여러 가지가 있지만 걱정이나 근심 등 마음의 고민거리가 가장 나쁘다. 여드름이 생기면 3일 동안은 여드름에 대하여 완전히 잊어버리도록 한다.

▶ **남아도는 영양을 피한다.**

자극이 되는 커피나 초콜릿을 피하고 비타민류를 많이 섭취하도록 한다.

▶ **충분한 휴식을 취한다.**

피로한 몸은 여드름뿐만 아니라 모든 병의 주범이 된다. 충분한 수면을 취하는 것이 약물이나 손질보다 더 좋은 여드름 퇴치법이다.

여드름 발생을 막는
여드름 예방 식사법

여드름이란 피부 지방질, 즉 피지라는 것이 과도하게 분출되면서 마침내 노폐물로 전락한 피지 찌꺼기를 말한다.

이러한 여드름의 발생 방지와 여드름의 악화 방지를 위한 첫걸음은 우선 세안으로 청결하게 하는 것이 중요하다. 더러운 손가락이나 손톱으로 여드름을 만지면 악화의 원인이 된다. 느긋한 기분으로 정신적인 스트레스를 없애고 밤샘을 하지 않는 것도 중요하다.

그리고 화장은 평소보다 약하게 한다. 특히 식사에는 각별한 신경을 써야 한다.

여드름이 생기지 않게 하는 식사법에서 가장 유의해야 할 점은 혈액의 산성화를 막으면서 균형잡힌 식사를 해야 한다는 것이다.

식사가 산성으로 기울어지면 간장이나 소장의 활동이 나빠진다. 소장의 작용이 나빠지면 영양의 흡수력이 약화되어 피부가 지나치게 예민해진다.

또 간장이 정상적으로 작용하지 않으므로 간장에서 분해되어야 할 지방이 완전히 분해되지 않은 채 간장에 쌓이게 된다. 이렇게 해서 간장에 쌓인 지방은 젖산을 발생시켜 피부에 여드름이나 잡티를 만드는 것이다.

따라서 여드름을 방지하기 위해서는 식사를 산성에서 알칼리성으로 바꾸어야 한다.

그러려면 우선 아침식사는 에너지원이 되는 식사를 한다. 녹말이나 무기질, 비타민(특히 B_2나 B_6)을 많이 섭취하는 것이 좋다. 또 소화를 돕고 혈액을 알칼리성으로 바꾸기 위해서는 반드시 과일을 먹도록 한다. 특히 점심에는 아침식사를 보충하는 식으로 녹말이나 과일을 3가지 정도 먹는 것이 좋다.

저녁에는 식물성 단백질 위주의 식사를 해야 하며 이때는 잊지 말고 푸른 채소류를 듬뿍 먹도록 한다.

☞참고하세요!

여드름이 생겼을 때는 될 수 있는 대로 동물성 단백질이나 지방을 피하고 녹색 채소, 즉 상추나 나물류, 쑥갓, 파슬리 등과 과일을 많이 먹도록 한다. 이러한 채소나 과일은 혈액을 알칼리성으로 바꿔 여드름의 발생을 막아주는 효과가 있다. 감귤류에 들어있는 구연산도 소장을 강하게 하고 간장에서의 젖산 발생을 막아주는 효능이 있어 여드름 예방, 치료에 좋다.

여드름 우습게 보면
지울 수 없는 흉터를 남긴다

하얀 얼굴에 불쑥불쑥 솟아난 여드름은 좋게 보일 리 없다. 그러다보니 일단 여드름이 생기면 손으로 마구 짜내 얼굴에 열꽃이 핀 것처럼 만들어놓기 일쑤다.

결론적으로 말해 이 같은 방법은 절대 금물이다. 일단 여드름이 생겼을 때는 무엇보다도 청결이 중요하다. 벌겋게 부풀거나 하얗게 고름이 들었을 때는 소독용 알코올로 닦아내고 여드름이 연필심 같은 검은색이 되면 깨끗이 씻은 손으로 짜낸다. 그 위에 살균효과가 있는 크림을 발라준다.

특히 젊은 여성들 가운데는 곪아서 터진 여드름 위에 화장을 하는 경우가 많은 데 이것은 곰보를 만드는 원인이다. 여드름 흉터가 생기면 될 수 있는 대로 화장은 하지 않는 것이 좋다.

특히 세안도 비누거품으로 가볍게 씻든가, 여드름용 워싱 파우더로 닦고 잘 헹구어서 피부를 될 수 있는 대로 자연상태로 두는 것이 바람직하다.

세안 후의 피부 손질은 로션을 바르는 정도로 한다.

여드름에 팩이
효과 있는 이유

여드름을 없애기 위한 팩은 피부의 노폐물을 없애기 위한 것이다.

팩은 피부 표면에 피부와 외부와의 사이에 일종의 벽을 만들어 피부 호흡을 못하게 하는 것이다.

피부 표면에 막이 만들어지면 끊임없이 분비되는 땀이나 피지는 밖으로 나올 수 없는 상태가 된다. 그렇게 되면 피부는 어떻게든지 노폐물을 밖으로 밀어내려고 활발하게 움직인다.

인간의 몸은 이상이 있으면 체온이 올라 땀을 내고 수분과 함께 열을 몸 밖으로 내어 체온을 조절하려는 작용이 있다.

팩도 피부에 이상을 만들기 때문에 몸의 회복기능을 이용하여 여드름을 치료할 수 있는 것이다.

평소의 몇 배 이상으로 그 기능이 촉진된 피지선은 노폐물과 함께 여드름까지도 밖으로 밀어낸다. 그러므로 여드름뿐만 아니라 신진대사를 꾀하기 위해서도 팩은 유효한 효과를 나타낸다.

☞ **보너스 정보**

직접 만들어 쓰는 여드름 제거팩

밀가루를 기본 소재로 하여 감귤류(레몬, 파인애플, 귤, 유자 등)를 짜서 크림 모양으로 밀가루에 갠 것을 얼굴에 바른다.

10~15분 후에 그것이 마르면 떼어내고 깨끗이 세안만 하면 된다.

밀가루에 섞는 유효성분은 감귤류뿐만 아니라 효소가 들어있는 오이, 양배추, 시금치 같은 신선한 야채나 과일을 원료로 팩제를 만들면 더욱 효과적이다.

여드름을 없애는
랩핑 활용법

여드름 관리의 첫걸음은 피부에 찌꺼기로 남아있는 피지 덩이를 흉터없이 잘 제거하는 데 있다고 해도 과언이 아니다.

이럴 경우 집에서 간단히 효과를 볼 수 있는 방법이 있다. 여드름을 없애는 랩핑을 하는 것이다.

하는 요령은 간단하다. 우선 비닐한 장을 준비하여 눈과 코, 입부분을 오려낸다. 그런 다음 그것을 얼굴에 덮고 그 위에 뜨거운 물수건 얹어놓기를 몇 번 반복한다.

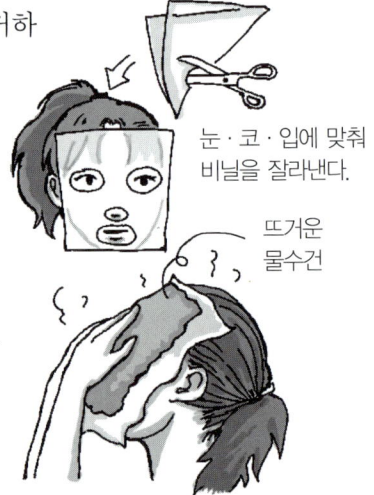

눈·코·입에 맞춰
비닐을 잘라낸다.

뜨거운
물수건

이렇게 하면 여드름을 밀어내는 효과가 있으므로 오늘 당장 한 번 시도해보라.

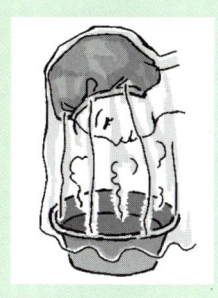

여드름을 없애는 마사지 체조

평소 꾸준히 행하면 몸의 컨디션을 좋게 하고 신진대사를 촉진하며 변비나 생리불순, 스트레스 등을 해소하는 효과가 있다. 특히 여드름 증상을 개선하기도 한다.

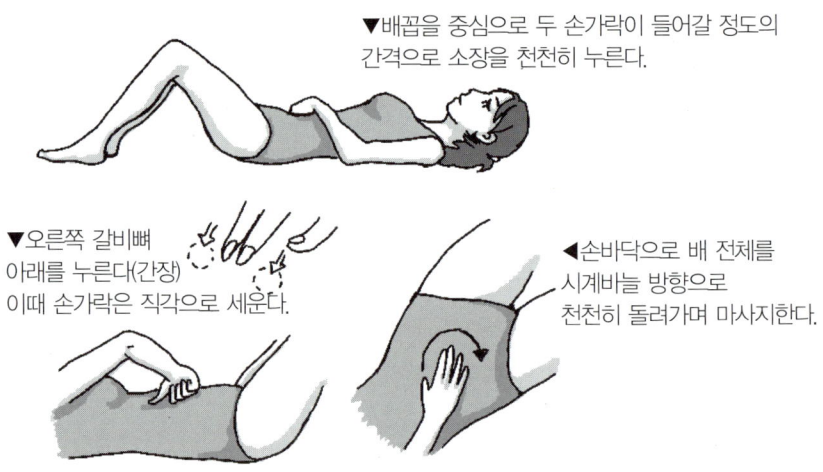

▼배꼽을 중심으로 두 손가락이 들어갈 정도의 간격으로 소장을 천천히 누른다.

▼오른쪽 갈비뼈 아래를 누른다(간장) 이때 손가락은 직각으로 세운다.

◀손바닥으로 배 전체를 시계바늘 방향으로 천천히 돌려가며 마사지한다.

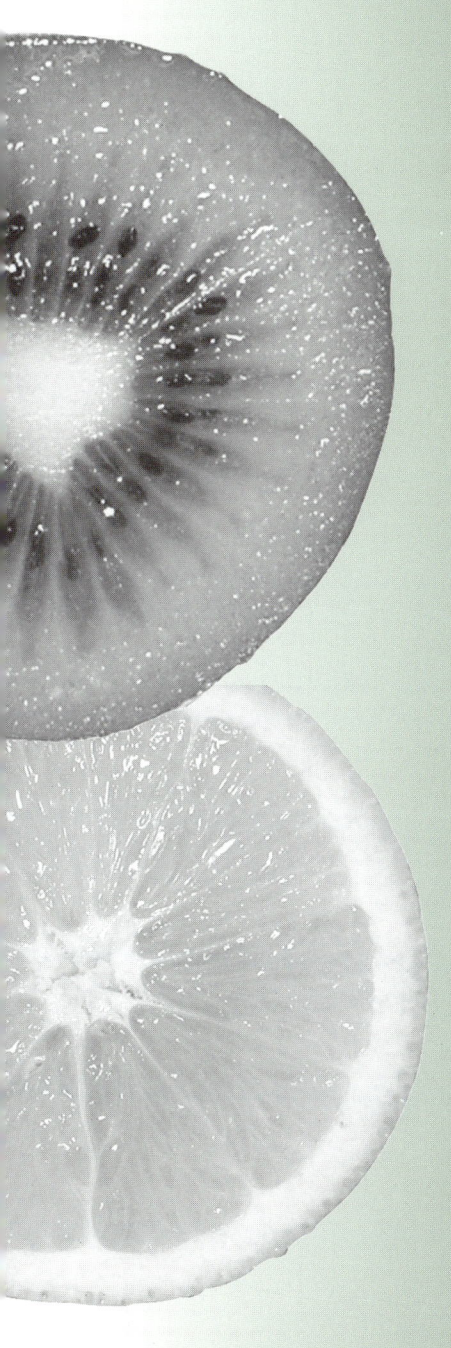

탄력있는
탱탱 피부
채소&과일로
가꿔보자!

비타민의 보고인 채소·과일은

천연의 피부 영양제!

채소·과일 미용법으로

피부 트러블 확실히 잡는

비법 총공개

피부 미용의 최강!
채소 & 과일 미용법

    일찍이 한의학에서는 균형을 이루는 음식의 섭취야말로 피부와 살결을 건강하게 하고 아름답게 하는 데 없어서는 안 되는 중요한 요소로 여겼다.

    옛 한의서인 〈황제내경(黃帝內經)〉에 의하면 "우리의 몸은 오곡으로 자양하고 오과로 유익하게 하며 오채로 보충하되 그 배합을 적절히 해서 정기를 보하고 도와야 한다."고 했다.

    이른바 약과 음식은 그 뿌리가 같은 것으로 음식의 조화로 오장육부를 좋게 해야 한다는 것이 옛 한의학자들의 일치된 견해였다.

    그렇다면 어떤 음식을 먹어야 피부 미용에 좋을까?

    일반적으로 건강한 체액은 약 알칼리성인 것으로 알려져 있다. 그러므로 과도한 산성식품을 섭취하면 체액이 산성으로 기울어지고 인체 세포

의 신진대사 작용이 저조하게 됨으로써 피부가
거칠어진다.

또 주름살이 생기게 되고 색소가 침착하여
안색이 누렇게 되며 야위게 되는 좋지 못한
결과를 초래하게 된다.

산성식품 먹으면 피부 거칠어져

일반적으로 육류나 쌀, 밀가루는 산성식
품에 속한다. 그런 반면 과일이나 채소는
알칼리성 식품이면서 풍부한 비타민과 미량
의 미네랄을 함유하고 있다.

그런데 이들 비타민이나 미량의 미네랄은 피부
미용에 직접적인 영향을 미치는 것으로 알려져
있다.

따라서 만약 이들의 공급이 원활하지 못하다면 각종 피부장애를 일으
키게 된다.

예를 들어 비타민 A가 결핍되면 피부가 건조해지고 거칠어져 여드름이
나 버짐, 반점 등이 생기게 된다.

또 비타민 B₂가 결핍돼도 잔주름이 생기고 피부가 거칠어지며 알레르기
피부병이나 여드름 등의 피부질환을 발생시킨다.

비타민 C도 피부 미용에 중요한 역할을 한다. 만약 비타민 C가 부족하면 피부의 탄력이 없어지고 색소 침착이나 기미, 검버섯 등이 나타나기 때문이다.

비타민 D도 마찬가지다. 비타민 D가 결핍되면 습진이나 궤양의 발생이 빈번해진다. 특히 비타민 E는 젊음의 묘약이라 할 정도로 피부 미용에 직접적인 영향을 미친다.

비타민 E가 결핍되면 피부가 쉽게 건조해지고 노화가 빨리 온다. 검버섯이나 주름살도 많이 생긴다.

따라서 비타민은 천연의 미용제이고 이러한 비타민의 보고인 채소나 과일은 그래서 최고의 미용식품이라고 하는 것이다.

피부를 아름답게 하는
최강 채소 24가지

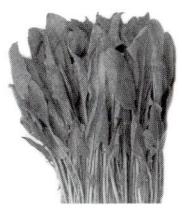

뽀빠이의 힘 **시금치**

-누런 얼굴 개선-

　뽀빠이가 힘을 내기 위해 즐겨 먹었던 시금치는 실제로 채소 중의 으뜸이다. 다양한 약효를 기대할 수 있기 때문이다.

　시금치는 본래 그 성질이 차고 맛은 달며 독이 없다. 피를 보하고 혈액순환을 원활히 하며 뇌기능을 좋게 하기도 한다. 특히 오장육부를 유익하게 하며 혈맥을 소통하는 효능이 크다.

　기를 내리고 위와 장을 소통시키는 등의 기능도 있어 혈액순환이 원활하지 않아 얼굴이 누렇거나 오랜 병으로 체질이 허약해진 증상에 효과가 있다. 특히 입술 주위에 생긴 염증을 치료하기도 한다.

향긋한 맛 미나리

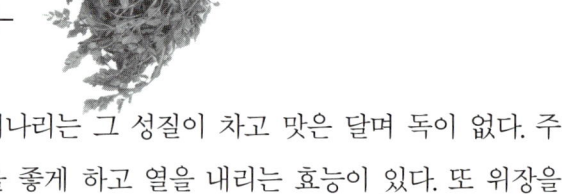

-얼굴이 붉어지는 증상 개선-

향긋한 맛이 일품인 미나리는 그 성질이 차고 맛은 달며 독이 없다. 주요 작용은 간장의 기능을 좋게 하고 열을 내리는 효능이 있다. 또 위장을 튼튼하게 하며 이뇨작용을 한다.

특히 몸의 풍을 몰아내고 습을 유익하게 하며 진정과 혈압을 내리는 작용이 있다.

한의서의 기록에 의하면 미나리가 얼굴이 붉어지는 증상을 개선하고 피부가 노래지는 것을 치료한다고 적혀 있다.

담백한 맛이 일품 유채

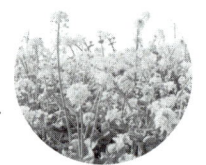

-여드름 개선하고 거친 피부 부드럽게-

제주도에서 많이 나는 나물 채소인 유채는 그 성질이 따뜻하고 맛은 매우며 독은 없다. 주요 약효는 피의 순환을 원활히 하고 어혈을 제거하는 효능이 있다. 특히 부종 증상을 개선하는 데 좋은 효과가 있다.

따라서 여드름이나 거칠어진 피부 증상을 개선하고 피부 색소 침착과 구강 궤양, 잇몸 출혈, 주근깨 등을 치료하기도 한다.

향 독특, 맛 산뜻 **쑥갓**
−기미 · 주근깨 개선에 효과−

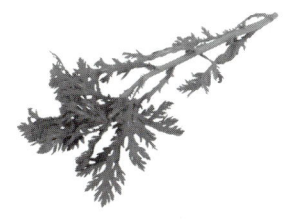

향이 독특하고 맛이 산뜻해서 생 것으로 먹어도 되고 데쳐서 나물로 먹어도 되는 쑥갓은 그 성질이 평하고 맛은 달며 독은 없다. 주요 기능은 비장과 위장을 편안하게 하고 간장과 신장의 기능을 보하는 효능이 있다.

또 피를 맑게 하고 심장을 보호하며 폐를 윤택하게 하기도 한다. 특히 담을 없애는 효능이 있기도 하다.

따라서 주로 얼굴 부위의 기미나 주근깨를 없애고 비장과 위장 허약, 구취증, 소화불량, 식욕감퇴, 불면증, 대소변 불통 등의 증상을 치료하기도 한다.

톡 쏘는 매운 맛이 일품 **갓**
−거친 피부를 매끄럽게−

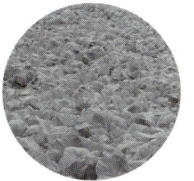

톡 쏘는 매운 맛이 독특한 향미를 더해주는 건강채소 갓은 그 성질이 덥고 맛은 달며 독은 없다. 주요 약효는 풍과 습을 몰아내고 원기와 양기를 보하며 폐를 윤택하게 한다. 또 담을 소통하여 막힌 곳을 뚫어주는 효능이 있기도 하다.

따라서 주로 거칠어진 피부를 윤택하게 하고 과민성 피부염이나 잇몸이 붓는 증상을 치료한다. 단, 갓은 너무 많이 먹으면 열을 생성시켜 간의 열을 유발하므로 인체에 나쁜 영향을 미치게 된다.

언 땅을 뚫고 나오는 생명력 냉이
−여드름 · 색소반점에 효과−

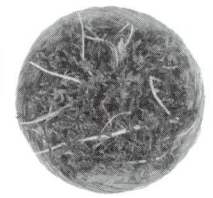

　가장 먼저 봄을 알리는 전령사 냉이는 그 성질이 평하고 맛은 달며 독성은 없다. 주요 약효는 비장을 편안하게 하고 인체내 수분 조절에 영향을 미치며 지혈효과가 있기도 하다. 또 눈을 밝게 하고 혈압을 내리며 해독시키는 등의 효능이 있다.

　따라서 냉이는 여드름이나 피부의 색소반점 등에 효과가 있다. 또한 눈결막 출혈이나 잇몸 출혈, 신장염, 부종, 요단백, 고혈압 등을 치료하기도 한다.

최고의 정력제 부추
−장복하면 기미 · 주근깨 없애준다−

　최고의 정력제로 명성이 높은 부추는 그 성질이 덥고 맛은 매우면서 달고 독성은 없다. 주요 약효는 주로 중초를 따뜻하게 하고 기의 운행을 원활히 한다. 또한 피의 흐름을 촉진시키고 경락을 소통시키는 효능이 있기도 하다. 특히 위장을 튼튼하게 하며 간장의 기능을 도우는 효능이 있다.

따라서 부추를 일상적으로 장복하면 기미나 주근깨 등의 피부 반점이나 두드러기 등을 치료한다. 특히 남성의 정력을 북돋아주기도 한다.

텃밭에서 잘 자라는 가지
–주근깨 · 기미를 없애준다–

어느 곳에서나 잘 자라는 텃밭용 채소 가지는 그 성질이 냉하고 맛은 달며 독성은 없다.

주요 약효는 열을 내리고 해독하며 혈액순환을 촉진한다. 어혈을 제거하는 효능이 있기도 하다. 특히 몸의 풍을 몰아내고 경락을 소통시키며 대장의 기능을 좋게 하기도 한다.

따라서 가지는 주근깨나 기미, 검버섯 등에 효과가 있고 피부 궤양이나 황달형 간염, 어혈로 인해 붓고 아픈 증상을 개선하기도 한다. 특히 동맥경화 증상을 완화시키는 효능이 있다.

매운 맛이 약효의 비밀 고추
–버짐 치료하고 비만증에 효과–

눈물이 쏙 나올 만큼 매운 맛을 지닌 고추는 그 성질이 뜨겁고 맛은 맵다.

주요 약효는 중초를 따뜻하게 하고 한기와 습기를 흐트러뜨리는 효과가 있다. 또 소화를 촉진하고 입맛을 돌게 하며 땀을 나게 하는 등의 효능이 있다.

따라서 버짐이나 동상을 치료하고 원형탈모증이나 비만증, 소화불량 등에 응용해도 좋은 약효를 나타내는 채소이다.

시원한 맛이 최고 무

−칙칙한 피부색 확 바꿔준다−

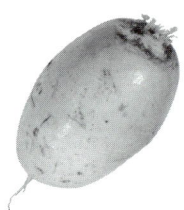

사각사각 시원한 맛이 최고인 무는 그 성질이 약간 차고 맛은 달며 독성은 없다. 주요 약효는 오장육부를 편안하게 하고 장과 위의 작용을 좋게 한다. 또한 중초를 보하며 기를 내리는 효능이 있다.

따라서 주로 비만증이나 피부가 거칠고 검어지는 증상을 개선하는 약효를 기대할 수 있다.

또 가래가 나오는 기침 증상에 효과가 있고 목이 쉰 경우, 피부색이 칙칙하면서 여드름이 난 증상을 치료하기도 한다.

특히 식욕부진 증상을 개선하고 암이나 관상동맥 심장병을 예방하는 효과가 있기도 하다.

맛과 향이 좋은 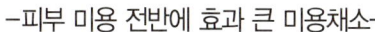**당근**

-피부 미용 전반에 효과 큰 미용채소-

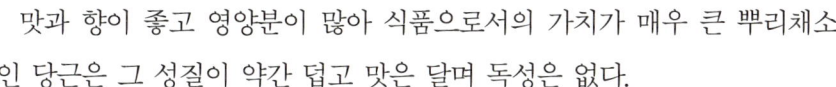

맛과 향이 좋고 영양분이 많아 식품으로서의 가치가 매우 큰 뿌리채소인 당근은 그 성질이 약간 덥고 맛은 달며 독성은 없다.

주요 약효는 오장육부를 편안하게 하고 대장과 위장의 기능을 조화롭게 하며 가슴 속을 편안하게 한다. 또 중초를 보하고 기를 내리는 효과가 있기도 하다.

따라서 당근은 주근깨나 기미, 피부 건조 등 피부 미용 전반에 두루 좋은 효과가 있다.

또 빈혈이나 모발이 푸석하고 탈모증상이 나타날 때도 좋다. 특히 각종 암을 예방하기도 한다.

그러나 아무리 좋은 당근도 너무 많이 먹으면 피부가 누렇게 변할 수가 있는데 그럴 때는 당근을 먹지 않으면 증상은 곧 사라지게 된다.

영양의 보고 **감자**

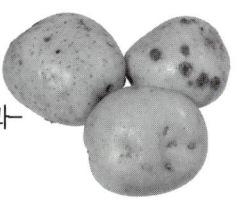

-피부습진 · 여드름에 효과-

뿌리채소의 왕으로 불리는 감자는 그 성질이 평하고 맛은 달다. 주요 약효는 기를 북돋아주고 비장을 튼튼하게 하며 위장의 기능을 좋게 한다.

또 몸을 튼튼하게 하고 신장의 기능을 도우며 혈액순환을 원활히 한다. 특히 부종을 해소하는 효능이 있기도 하다.

따라서 감자는 신경성 탈모증이나 정신 피로, 무기력 등의 증상을 개선하는데 좋은 채소다. 특히 피부습진이나 여드름 등의 증상에도 좋은 효과가 있어 적극적으로 활용하면 피부 미용에 좋다.

버릴 것 하나 없는 미용채소 **수세미**
–모든 피부병에 두루 좋은 효과–

예로부터 버릴 것 하나 없는 최고의 미용 채소로 응용돼온 수세미는 그 성질이 약간 냉하고 맛은 달다. 주요 약효는 경락을 소통하고 풍습을 몰아내며 대장과 위장의 기능을 돕는 효과가 있다. 또 몸의 열을 내려주고 담을 삭히며 뜨거워진 피를 식히고 해독하는 효능이 있다.

이러한 수세미는 모든 피부병에 두루 효과가 좋지만 특히 열성 두드러기나 독성 종기에 더욱 좋다.

따라서 여드름이나 얼굴 주름살을 개선하고 거친 피부를 매끄럽게 하는데 뛰어난 효능이 있다. 또 알레르기 피부염이나 손발의 동상 등에도 응용하면 좋은 효과를 나타낸다.

이름과 다른 놀라운 약효 늘은 호박

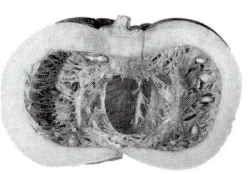

−검버섯 · 주근깨 없애준다−

　영양의 보고로 주목받고 있는 늘은 호박은 그 성질이 약간 냉하고 맛은 달며 싱겁다. 주요 약효는 체중을 감소시키고 피부를 윤택하게 하는 효능이 있다. 또 몸의 신진대사를 돕고 부종을 해소하기도 한다.

　따라서 늘은 호박은 피부의 검버섯이나 주근깨, 기미 등을 없애주고 비만증이나 비장 허약에 의한 부종과 신장염, 부종 증상을 치료하기도 한다.

영양의 결정체 호박씨

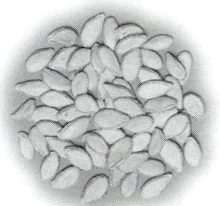

−얼굴색이 검을 때 효과−

　영양의 결정체라 할 수 있는 호박씨는 그 성질이 차고 맛은 달다. 주요 약효는 폐를 윤택하게 하고 몸의 신진대사를 유익하게 한다. 또 비만증을 개선하고 피부를 곱고 윤기나게 하기도 한다. 특히 간장을 보하고 눈을 밝게 하는 효능이 있기도 하다.

　따라서 호박씨는 얼굴색이 검은 증상에 좋은 효과가 있고 딸기코, 입냄새, 부종 등을 치료하기도 한다. 특히 호박씨는 피부 미용 전반에 두루 좋은 효과가 있다.

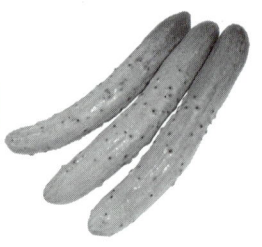

시원, 상큼한 맛이 최고 **오이**
–주름살 펴주고 거친 피부 개선–

시원하고 상큼한 맛이 일품인 오이는 그 성질이 냉하고 맛은 쓰다. 열을 내리고 인체의 수분조절 작용을 한다. 해독과 습을 제거하는 효능이 있기도 하다.

이러한 오이는 얼굴을 희고 깨끗하게 하며 피부를 부드럽게 하기도 한다. 또 지방의 분해를 촉진해 다이어트에 효과가 있기도 하다.

따라서 오이는 얼굴 주름살을 펴주고 거칠어진 피부를 부드럽게 하는 효능이 있다. 특히 피부의 각종 색소침착이나 기미, 피부가 노랗게 되는 증상, 백반증 등에도 효과가 있다.

신선이 먹었다는 **참마**
–오래 먹으면 피부에 윤기 나–

예로부터 산삼 못지 않는 약효를 지닌 것으로 알려진 참마는 그 성질이 평하고 맛은 달다. 주요 약효는 비장을 튼튼하게 하고 위장의 기능을 돕는다. 또 폐를 유익하게 하면서 신장의 기능을 좋게 해 정력을 단단하게 하는 효능이 있다.

이러한 참마는 주로 몸이 허약하고 정신이 권태로우며 식욕부진과 소화불량 증상이 있을 때 복용하면 좋은 효과가 있다.

또 허약하고 과로해서 빚어진 기침이나 식은 땀이 나는 증상을 개선하기도 한다. 일반 사람들이 참마를 오래 먹으면 피부가 희어지고 균형잡힌 몸매로 만들어준다. 따라서 뚱뚱한 사람이 먹으면 다이어트 효과로 몸이 가벼워지고 야윈 사람이 먹으면 건강해지는 효능이 있다. 특히 참마는 오래 먹으면 피부에 윤기가 나고 아름다워지게 하는 효능이 있기도 하다.

쫀득쫀득 맛있는 건강식 연근
−장복하면 기미 · 주근깨 없앤다−

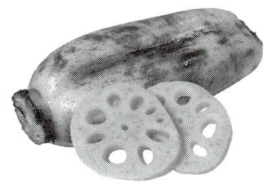

생연근은 그 성질이 냉하고 맛은 달다. 삶은 연근은 성질이 온화하고 맛이 달다.

생연근은 어혈을 제거하고 몸의 열을 내리는 효능이 있다. 따라서 갈증을 해소하고 몸의 진액을 생성시킨다. 또 기를 북돋아주고 숙취를 해소한다. 위장을 튼튼하게 하기도 하며 지혈시키는 효능이 있기도 하다.

따라서 생연근은 열병으로 속이 답답하고 갈증이 나는 증상을 개선하므로 열과 모든 출혈성 질병을 치료한다.

그런 반면 익힌 연근은 비장을 튼튼하게 하고 설사를 멎게 한다. 또 혈액의 생성을 촉진하고 근육을 단단하게 한다. 입맛이 돌게 하고 소화시키는 효능이 있기도 하다.

따라서 익힌 연근은 오래된 기침이나 오래된 설사, 이질과 아물지 않는 궤양성 종기나 부스럼에 효과가 있다.

이러한 연근을 오래오래 장복하면 기미나 주근깨를 예방하고 항노화작용을 하기도 한다.

특히 몸을 가볍게 하고 장수를 누리게 하는 식품으로 알려져 있다.

콩의 영양이 그대로 완두콩

-주근깨·기미 없애준다-

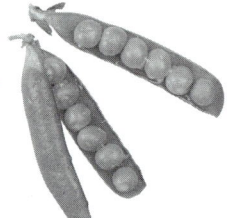

하얀 쌀밥에 쏙쏙 박아 먹으면 콩의 영양을 그대로 흡수할 수 있는 완두콩은 그 성질이 평하고 맛은 달다.

주요 약효는 비장과 위장을 보하고 피부를 윤택하게 하며 곱게 한다. 소변 배설이 잘 되게 하여 부종과 종기를 개선하는 효과가 있다.

따라서 주근깨나 얼굴 색소침착에 의한 기미나 주근깨를 없애주고 피부 건조증이나 모공이 넓어지는 증상을 개선하기도 한다. 비듬이나 종기, 부스럼 등의 증상에도 효과가 있다.

완두콩을 부수어 물로 달여 세안을 하면 얼굴에 광택이 나고 깨끗해지게 되므로 피부미용에 적극적으로 활용해 보자.

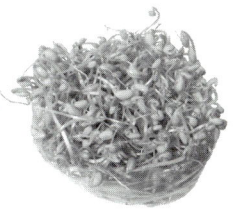

비타민 C 함량 최고 **콩나물**

–기미 · 검버섯 제거에 좋다–

서민들이 가장 애용하는 식품 가운데 하나인 콩나물은 그 성질이 평하고 맛은 달다.

주요 약효는 몸의 열을 내리고 습을 유익하게 하는 것이다. 또 얼굴의 검은 얼룩을 제거해 피부를 윤택하게 하는 효능이 있다.

따라서 기미나 검버섯, 얼굴 주름살 제거에 좋고 거칠어진 피부와 푸석푸석한 머릿결을 개선해주기도 한다.

이 시대 최고 건강식품 **검은 콩**

–초췌한 얼굴색을 화사하게 가꾼다–

검은 식품의 인기가 대단하다. 검은 콩도 마찬가지다. 콩의 영양과 검은 식품의 영양이 플러스되면서 검은 콩은 지금 최고의 건강식품으로 떠오르고 있다.

특히 검은 콩은 피부 미용에도 유익한 작용을 하는데 그 성질은 평하고 맛은 달다. 주로 몸의 음기를 보충해주고 신장의 기능을 좋게 한다. 피의 생성을 도우면서 눈을 밝게 하기도 한다.

따라서 검은 콩을 즐겨 먹으면 피부를 윤택하게 하고 피부색을 곱게 하는 효과가 있다. 또 혈액순환을 촉진하고 몸의 수분대사를 유익하게 한다. 특히 풍을 몰아내고 해독하는 효능이 있기도 하다.

따라서 검은 콩은 주로 초췌한 얼굴색을 개선하고 주름살이나 기미, 탈모증, 손발의 거친 증상에 효과가 있다.

또 신장 기능의 허약으로 인해 빚어진 요통이나 피가 부족해 빚어진 시력감퇴 등에 좋은 효과가 있다.

고소한 맛 검은깨
-피부 건조증 개선하는 효과 커-

고소한 맛이 천리를 넘나든다는 검은 깨는 그 성질이 평하고 맛은 달다. 주로 간장과 신장의 기능을 좋게 하고 오장육부를 윤택하게 하며 혈액을 맑게 한다.

또 머리카락을 검게 하는 효능이 있고 피부색을 곱게 하는 효과가 있기도 하다.

따라서 검은깨는 피부 건조증이나 거칠어진 증상을 개선하는 데 뛰어난 효과가 있다.

또 노년기 허약 체질을 개선하고 간장과 신장의 기능 허약, 백반증, 변비 등에 두루 좋은 효과가 있으므로 최고의 미용식품 가운데 하나로 꼽힌다.

최고의 피부 미용사 **율무**

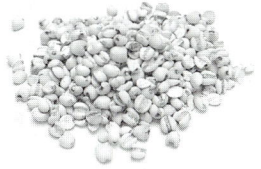

-여드름 치료에 효과 우수-

최고의 피부 미용사로 알려져 있는 율무는 그 성질이 차고 맛은 달다.

주요 약효는 주로 비장을 튼튼하게 하고 폐기능을 보하는 효능이 있다. 또 열을 내리고 습을 유익하게 하는 효능이 있기도 하다.

따라서 율무는 여드름이나 류마티스 통증에 좋은 효과가 있다. 또 습열에 의한 경련과 항암 효과를 기대할 수 있다.

못 생겨도 최고 미용식 **고구마**

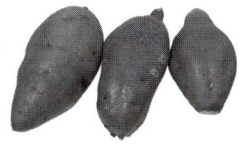

-피부 건조증 개선하고 탈모 예방-

비록 그 생김새는 울퉁불퉁 곱지 않지만 고구마는 최고의 피부 미용식이다. 한의학적으로 살펴보면 그 성질은 평하고 맛은 달다.

주요 약효는 허약체질을 보하고 기력의 회복을 돕는 효과가 있다. 비장과 위장의 기능을 튼튼하게 하고 신장의 음을 강장시키는 약효가 있기도 하다.

또한 고구마는 피부건조증과 모발 건조증, 탈모 등의 증상을 개선한다. 비장 기능의 허약으로 인한 대장 건조증에도 효과가 있고 피 부족으로 인한 경맥의 혼란을 바로잡기도 한다.

특히 신장 기능의 허약에 의해 밤에 소변이 많은 증상을 개선하고 습열에 의한 황달, 눈이 건조한 야맹증, 노년기 또는 산후의 대장 건조로 인해 빚어진 변비 등에 효과가 있다.

무엇보다 뛰어난 항암작용과 혈관 경화증을 예방하는 효능이 있기도 하다.

피부 미용에 좋은
최강 과일 14가지

가슴 속까지 얼얼한 맛 **수박**

–매끈한 피부 · 탄력있는 피부로 가꾼다–

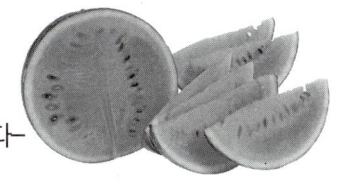

한 입 베어 먹으면 가슴 속까지 얼얼해지는 수박은 그 성질이 냉하고 맛은 달다. 주요 약효는 기혈을 보하고 근육과 뼈를 튼튼하게 한다. 이뇨 작용과 태아를 편안하게 하고 혈압을 내리는 효능이 있기도 하다.

주로 입술 염증과 더위로 인한 갈증, 거센 열에 진액이 손상된 증상 등에 효과가 있다.

수박 속껍질로 매일 얼굴을 5분 정도 문지르면 피부가 매끈하고 부드러워지면서 탄력이 넘치게 하므로 미용 효과가 탁월한 과일이다.

새콤 · 달콤한 맛 포도

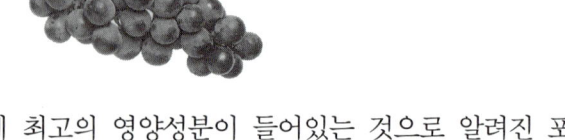

–거친 피부를 매끈하게–

　새콤하고 달콤한 맛에 최고의 영양성분이 들어있는 것으로 알려진 포도는 그 성질이 평하고 맛은 달며 새콤하다.

　주요 약효는 기혈을 보하고 근육과 뼈를 튼튼하게 한다. 이뇨작용과 혈압을 내리게 하는 효능이 있기도 하다.

　이러한 포도는 주로 빈혈로 얼굴이 누렇거나 식욕부진, 영양불량성 부종 등의 증상에 효과가 있다.

　특히 피부가 거칠어지는 증상과 얼굴색이 창백해지는 것도 예방할 수 있는 좋은 피부미용 과일이다.

역사 긴 미용과일 앵두

–창백한 얼굴을 건강한 혈색으로–

　'앵두 같은 입술' 이라고 하여 오랜 옛날부터 아름다움의 상징처럼 여겨져온 앵두는 그 성질이 따뜻하고 맛은 달다. 주로 약효는 중기를 보하고 피의 생성을 촉진시킨다. 피부색을 곱고 부드럽게 하며 수렴작용으로 설사를 멎게 하는 효능이 있기도 하다.

　이러한 앵두는 얼굴색이 창백하거나 사지의 냉증, 병후 허약체질을 개

선한다. 또 비장의 기능을 좋게 하고 몸이 나른하고 음식 섭취량이 줄어
드는 등의 증상에 효과가 있다.

한의서에서는 특히 앵두가 피부 미용에 좋다고 적혀 있기도 하다.

아삭아삭 시원한 맛 배

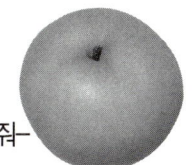

-혈색 돌게 하고 피부 윤기 더해줘-

아삭아삭 시원한 맛이 최고인 배는 그 성질이 냉하고 맛은 달다.

주요 약효는 몸의 열을 내리고 화도 내리며 음액을 자양한다. 또 피의
생성을 촉진하고 근육을 튼튼하게 하는 효능이 있기도 하다.

따라서 배는 몸이 허약하고 야위는 증상이나 갈증이 나고 목이 쉬는 증
상에 응용하면 좋은 효과가 있는 과일이다.

또 눈이 충혈되고 부으면서 아픈 증상을 개선하기도 한다.

옛 한의서에 의하면 배를 늘 먹으면 얼굴색이 불그스레 혈색이 돌고 윤
기가 나며 몸이 건강해진다고 적혀 있다.

하루 한 개는 최고의 보약 사과

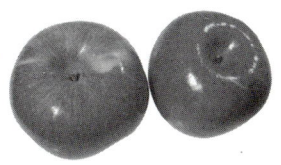

-기미 · 색소침착 개선에 효과-

아삭아삭 씹히는 맛이 입안 가득 침이 고이게 하는 사과는 그 성질이

차고 맛은 달다.

주요 약효는 폐를 윤택하게 하고 피부를 아름답게 한다. 또 뇌에 유익하고 피의 생성을 촉진하는 효능이 있다. 불면증을 개선하고 소화작용과 위장을 튼튼하게 하기도 한다.

특히 피부를 윤택하게 하는 효과가 뛰어나다. 따라서 기미나 각종 색소 침착을 개선하고 얼굴색이 창백한 증상에도 좋다. 거친 피부를 매끄럽게 해주기도 한다.

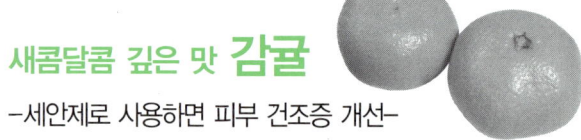

새콤달콤 깊은 맛 감귤
-세안제로 사용하면 피부 건조증 개선-

비타민 C의 보고로 알려진 감귤은 그 성질이 차고 맛은 달다.

주요 약효는 비장과 위장을 튼튼하게 하고 입맛이 돌게 한다. 폐를 윤택하게 하고 갈증을 멎게 하며 피부를 윤기나게 하는 미용효과가 있다.

따라서 주로 소화불량과 비만증, 입안의 건조와 갈증, 당뇨병 등의 증상에 효과가 있다.

특히 귤껍질로 차를 만들어 마시면 다이어트 효과가 있고 물에 우려내어 세안을 하면 피부 건조증 등을 개선한다.

한편 오렌지 씨는 검버섯이나 주근깨, 여드름을 제거한다고 의서에 기록돼 있기도 하다.

피부미용 과일 레몬
–피부 색소침착에 좋은 효과–

최고의 피부 미용제로 쓰이는 레몬은 그 성질이 평하고 맛은 시큼하다. 위장의 기능을 좋게 해서 소화를 돕고 몸의 진액을 생성하는 약효가 있다. 기침을 멎게 하며 피부 미용 효과가 뛰어나다. 주로 색소침착이나 주근깨, 검고 거친 피부를 개선하는 효과가 있다.

빨갛게 익어가는 감
–얼굴색 검고 거친 증상 개선–

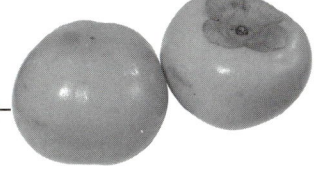

우리나라 어디서든 잘 자라는 감은 그 성질이 냉하고 맛은 달며 떫다.

주요 약효는 열을 내리고 폐를 윤택하게 하며 얼굴이 검고 거친 증상을 개선한다. 또 피부를 윤택하게 하는 효능이 있기도 하다.

따라서 감은 열에 의한 갈증이나 입술 부스럼, 얼굴색이 검고 거친 증상에 효과가 있다.

한의서에는 감을 적당량 오래 먹으면 미용과 건강미에 효과가 있다고 적고 있다.

그러나 한 꺼번에 너무 많은 양을 먹으면 감 속의 타닌 성분이 음식 속의 단백질과 결합하여 시석증(柿石症)을 일으킬 수 있으므로 주의해야 한다.

비타민의 보고 **딸기**
–피부 건조증 개선하고 주름살 예방–

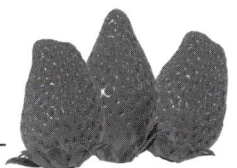

하루 3~4개 정도로도 우리 인체가 하루에 필요로 하는 비타민의 총량을 모두 공급할 수 있는 딸기는 그 성질이 차고 맛은 달다.

주요 약효는 비장을 튼튼하게 하고 소화를 촉진한다. 또 폐를 윤택하게 하고 피부를 좋게 한다. 몸의 진액을 생성시켜 갈증을 해소하는 효능이 있기도 하다.

특히 딸기는 얼굴의 주근깨나 주름살, 피부 건조증 등에 좋은 효과가 있는 과일이다. 입술 염증이나 빈혈, 소화불량 등을 개선하기도 한다.

식품 같은 한약재 **구기자**
–초췌한 얼굴에 윤기를 더해준다–

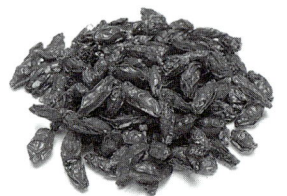

식품 같은 한약재로 다양하게 활용되고 있는 구기자는 그 성질이 평하고 맛은 달다.

주요 약효는 간장의 기능을 좋게 하고 신장을 보하여 피부를 윤택하게 하는 효능이 뛰어난 한약재이다. 또 머리카락을 검게 하는 효능도 있다.

따라서 얼굴색이 초췌하고 거칠어진 피부를 윤택하게 하려면 구기자를 적극적으로 활용하면 좋다. 여드름이나 검버섯, 기미 등의 증상을 개선하는 효과를 기대할 수 있을 것이다.

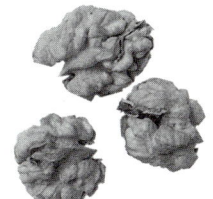

토실토실 알찬 영양 밤

–팩으로 활용하면 주름살 펴줘–

비록 그 크기는 작지만 알찬 영양을 지닌 밤은 그 성질이 온화하고 맛은 짜다.

주요 약효는 주로 비장과 위장을 튼튼하게 하고 신장을 보하며 근육을 튼튼하게 한다. 또 혈액순환을 촉진하고 지혈하는 효능이 있기도 하다.

따라서 밤은 노년기 허약 체질에 좋고 비장과 위장의 허약 증상을 개선하기도 한다. 또 허리와 다리가 시큰하고 기력이 없는 증상에도 효과가 있다.

한의서에 의하면 밤의 속껍질을 가루로 만든 뒤 벌꿀에 버무려서 얼굴에 바르면 주름살을 펴준다고 기록돼 있기도 하다.

두뇌가 좋아지는 과일 호두

–꾸준히 먹으면 피부톤이 맑아져–

최고의 건뇌식품으로 알려진 호두는 그 성질이 평하고 맛은 달다.

주요 약효는 모발과 피부살결을 윤택하게 하고 피를 깨끗하게 하며 신장의 기능을 좋게 하는 효능이 있다.

이러한 호두는 머리카락이 푸석푸석하고 윤기가 없을 때, 피부가 건조할 때 응용하면 좋은 효과가 있다. 신장 기능 허약에 의한 요통이나 폐기능의 허약으로 인해 빚어진 기침, 건망증, 권태, 식욕부진 등에 효과가 있다.

특히 호두를 즐겨 먹으면 머리가 검어지고 피부톤이 맑아지면서 부드러워진다. 혈맥을 소통시켜 모든 피부 미용에 두루 다 좋은 효과를 발휘하기 때문이다.

최고의 미용약재 행인(살구씨)
–기미 · 주근깨 등 다양한 증상에 효과–

예로부터 피부 미용 한약재로 널리 쓰여온 행인은 그 성질이 따뜻하고 맛은 쓰면서 독이 있다.

주요 약효는 대장을 윤택하게 하고 대변의 소통을 돕는다. 피부를 윤택하게 하고 곱게 하며 검버섯 등을 제거하여 희게 해주는 약효를 기대할 수 있다. 또 기침과 천식을 멎게 하는 효능도 있다.

이러한 행인은 얼굴의 검버섯이나 기미, 주근깨, 여드름, 백반증, 비듬은 물론 손발이 튼 증상, 대장 건조에 의한 변비 등 다양한 증상에 두루 다 좋은 효과가 있어 그야말로 피부미용 약재라고 할 수 있다.

진흙에서 핀 피부 미용제 **연밥(연자)**
–피부를 곱고 부드럽게 해줘–

끈질긴 생명력을 상징하는 연꽃의 열매를 연자라고 하는 데 그 성질은 평하고 맛은 달다. 주요 약효는 심장과 신장의 기능을 좋게 하고 돕는다. 또 비장의 기능을 좋게 하기도 한다.

특히 몸을 가볍게 하고 피부를 곱고 부드럽게 하는 효능이 있다.

따라서 얼굴색이 초췌한 증상을 개선하고 밤에 꿈을 많이 꾸는 증상에도 효과가 있다. 허약 체질을 개선하는 데도 좋은 약효를 기대할 수 있다.

채소·과일 미용법
제대로 알고 하자

채소와 과일은 피부의 아름다움과 건강한 몸을 가꾸는 훌륭한 식품임에는 틀림없다. 이들 채소와 과일은 생명이 있는 것이므로 효소가 직접 몸에 작용하기 때문이다.

그러나 이들 채소와 과일을 피부 미용에 활용하기 전에는 다음의 세 가지 사항을 반드시 지켜야 한다.

채소, 과일 미용법 활용시
주의할 점 3가지

▶ 팩과 음료를 만드는 채소나 과일은 반드시 신선해야 한다.

팩과 음료는 가열하여 살균 처리할 수가 없기 때문에 반드시 신선하고 깨끗한 채소나 과일, 계란, 두부 등을 선택하여 세균 감염이 안 되게 해서 사용한다.

그리고 재료를 깨끗이 씻어 농약 등 오물의 잔류가 되지 않게 하고 가공할 때는 청결을 유지해야 한다.

또 팩과 음료는 반드시 즉석에서 만들어 사용해야 하고 절대로 만들어 두어서 부패되지 않도록 해야 한다.

▶ 채소나 과일을 얼굴에 팩으로 응용할 때는 그것이 모든 사람에게 적합한 것이 아님을 알아야 한다.

사람은 각자의 체질이 다르기 때문에 각종 채소나 과일에 대한 민감성도 각기 다르다. 특히 일부 과민성 체질을 가진 사람은 일부 채소나 과일에 과민성이 있기 때문에 팩으로 사용한 뒤 가려움증과 시뻘겋게 붓는 등의 과민반응이 나타나게 된다.

그러므로 채소나 과일을 팩제로 쓰기 전에는 팔과 다리에 먼저 실험을 해보아 부작용과 과민반응이 없다는 것을 확인한 뒤 사용해야 한다.

그러므로 오직 자신의 피부에 적합한 채소와 과일로 팩을 만들어 사용해야만 피부를 깨끗하고 윤택하게 하는 미용효과를 거둘 수 있다.

▶ 채소와 과일로 팩을 만들어 얼굴에 사용한 뒤에는 반드시 청결을 유지해야 한다.

채소와 과일로 팩을 만들어 얼굴에 사용하면 피부에 자양을 주게 되어 피부를 곱고 부드럽게 하며 미백과 항주름살의 미용 효과가 있다.

그러나 채소나 과일을 얼굴에 팩으로 붙인 뒤 20분 정도 지나면 대부분 맑은 물로 씻어내는 것이 좋다. 왜냐하면 채소와 과일에는 비타민이나 광물질, 단백질, 당분 등의 영양물질이 풍부하게 들어있기 때문에 만일 이들 영양분이 모공 속에 잔류하면 세균이 번식할 수 있는 조건을 제공하게 되기 때문이다.

이로 인해 부스럼이나 여드름 등을 유발시킬 수도 있다.

그러므로 채소와 과일로 팩을 한 뒤에는 우선 부드러운 종이로 닦아내고 다시 맑은 물로 얼굴을 여러 번 씻어서 팩 찌꺼기가 피부에 남아있지 않도록 해야 한다.

얼굴색이 창백할 때
채소 & 과일 미용법

    간혹 유난히 얼굴색이 창백하고 초췌해보이는 사람이 있다. 이는 대부분 기혈이 허약하고 부족하거나 각종 원인에 의한 빈혈로 인해 유발되는 경우가 많다.

    이럴 경우 손쉽게 효과를 볼 수 있는 미용팩과 미용음료를 소개하면 다음과 같다.

처방①

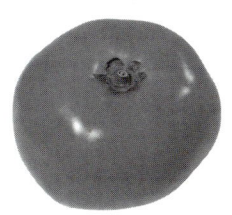

【재료】토마토 1개, 사과 1개, 참깨 15g, 벌꿀 약간.

【응용법】

· 토마토는 그 껍질을 벗기고 작게 썰어놓는다.

· 사과는 껍질과 씨 부분을 제거하여 잘게 썰어놓는다.

· 참깨는 고소하게 볶아놓는다.

· 고소하게 볶아놓은 참깨에 토마토와 사과, 벌꿀을 섞어 넣어서 복용한다.

【복용법】하루 한 번씩 먹되 꾸준히 실천하는 것이 좋다.

【효능】이 처방은 기혈을 보양하고 얼굴에 건강한 혈색이 돌게 하면서 예뻐지게 하는 효능이 있다. 특히 빈혈로 인해 안색이 창백할 경우 복용하면 좋다.

처방②

【재료】대추 30개, 산사 30g.

【응용법】

· 대추와 산사를 솥에 넣고 물 2그릇을 붓는다.

· 우선 센불로 끓인 뒤 다시 약한 불로 끓여 그 즙이 1그릇 정도 남게 한다.

· 이렇게 만든 즙을 하루에 두 번 정도 마신다.

【효능】이 처방은 비장과 간장을 튼튼하게 하고 도우면서 얼굴색이 좋아지게 한다. 특히 이 처방은 빈혈로 인해 빚어진 창백한 얼굴과 거친 피부에 비교적 좋은 효과가 있다.

얼굴색이 검을 때
채소 & 과일 미용법

　선천적으로 검은 피부를 가지고 태어난 경우는 어쩔 수 없지만 갑자기 얼굴색이 검어지는 것은 병색이 얼굴에 드러난 경우가 많다.

　이는 대부분 신장의 기능이 소모되고 손상되어 혈기가 얼굴을 자양할 수가 없어 빚어진 것이다.

　이럴 경우는 신장을 보하고 비장을 튼튼하게 하며 기혈을 보충해주면 피부가 희고 부드러워지게 된다. 이때 응용하면 좋은 처방을 소개하면 다음과 같다.

처방①

【재료】무 적당량.

【응용법】

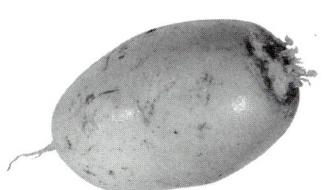

· 무는 깨끗이 씻어서 믹서기에 넣고 간 뒤 그 즙을 걸러낸다.

· 이렇게 걸러낸 즙을 하루에 2~3컵 정도 마신다.

· 이때 무즙은 즉석에서 만들어 마셔야 한다.

【효능】이 처방은 얼굴을 희게 하고 부드럽게 하는 효능이 있다.

처방②

【재료】귤껍질 30g, 호박씨(껍질 벗긴 속살) 30g, 복숭아꽃 40g.

【응용법】

· 이상의 재료를 불에 바짝 말린 뒤 가루로 만든다.

· 이렇게 만든 것을 매 식사 후 따뜻한 물이나 약주로 약 1~2g을 먹는다.

· 매일 2회씩 먹되 계속해서 30일 정도 복용한다.

【효능】이 처방은 어혈을 몰아내고 혈액순환을 촉진시켜 피부를 희고 부드럽게 하는 효능이 있다.

번들번들 지성피부에 좋은
채소 & 과일 미용법

얼굴이 번들거리면 보기에도 좋지 않을 뿐 아니라 그것이 각종 피부 트러블의 매개가 된다는 점에서 각별한 주의가 필요하다.

대부분 지성 피부인 경우 얼굴에 기름기가 많이 흐르는 데 이럴 경우 활용하면 좋은 손쉬운 채소, 과일 미용팩이나 음료를 소개하면 다음과 같다.

처방①

【재료】유채 1포기, 오렌지 1개.

【응용법】

· 유채는 깨끗이 씻어서 물기를 뺀 다음 잘게 썬다.

· 이를 믹서기에 넣어서 유채즙을 짜낸다.

· 오렌지도 두 쪽으로 쪼개어 그 즙을 짜낸다.

· 유채즙과 오렌지즙을 섞어서 얼굴을 씻으면서 바른다.

· 이를 매일 한 번씩 행하되 7~10일간을 1단계 치료과정으로 한다.

【효능】이 방법을 계속 행하면 피부의 기름기를 제거하여 피부를 깨끗하고 부드럽게 하는 효능이 있다.

거친 피부에 좋은
채소 & 과일 미용법

자칫 피부에 신경을 쓰지 않으면 피부가 칙칙해지면서 거칠어진다. 이럴 경우 손쉽게 효과를 볼 수 있는 채소, 과일 미용법을 소개하면 다음과 같다.

처방①

【재료】흰 무 1개.

【응용법】

· 무를 깨끗이 씻어서 작은 토막을 낸다.

· 토막낸 무를 믹서기에 넣고 그 즙을 짜낸다.

· 이렇게 만든 무즙에 같은 양의 생수를 섞은 뒤 그 물로 얼굴을 천천히 씻으면서 문질러준다.

· 하루 한 번씩 행한다.

【효능】이 처방은 피부를 윤택하게 하므로 거친 피부를 개선하는 데 좋은 효과가 있다. 특히 피부를 희고 부드럽게 하기도 한다.

처방②

【재료】속이 붉은 수박껍질 몇 조각

【응용법】

· 수박껍질로 얼굴을 골고루 문지른 다음 5분 정도 지나면 씻어낸다.

· 이 방법을 하루 한 번 또는 하루 걸러 한 번씩 행한다.

【효능】이 처방은 피부를 윤택하게 하고 검고 거칠어진 피부를 희고 탄력있게 만들어주는 효능이 있다.

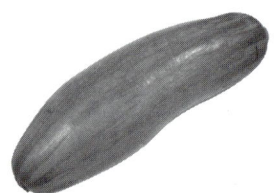

처방③

【재료】애호박 100g, 두부 1모.

【응용법】

· 호박은 그 껍질을 벗기고 잘게 썬다.

· 잘게 썬 호박과 두부를 함께 믹서기에 넣고 갈아 팩 재료로 만든다.

· 얼굴을 미지근한 물로 씻어낸 뒤 만들어놓은 팩 재료를 얼굴에 바른다.

· 약 20~30분 정도가 지나면 물로 씻어낸다. 일주일에 3~4번 정도 시행한다.

【효능】이 처방은 피부결을 곱고 희게 하며 얼굴을 부드럽게 하는 효능이 있다.

넓어진 모공 축소시키는
채소 & 과일 미용법

지금 피부 미용의 키워드는 모공이다. 넓어진 모공을 축소시켜 준다는 기능성 화장품이 불티나게 팔리고 있고 성형외과 진료과목에서도 넓어진 모공 축소법이 인기다.

사실 피부의 모공이 넓어지면 그것은 피부 미용에 치명타가 된다. 화장을 해도 잘 받지를 않고 매끄러운 피부는 그야말로 그림의 떡이 되기 때문이다.

모공이 넓어지는 이유는 많다. 대부분 빈발성 여드름이나 햇빛에 과다하게 노출되었을 경우, 또는 알칼리성 비누를 많이 쓰거나 너무 뜨거운 물로 세안을 해도 모공이 넓어질 수가 있다.

이에 대한 치료는 피부결을 윤택하게 해서 피부를 부드럽게 해주어야 한다. 이때 효과적인 채소, 과일미용법을 소개하면 다음과 같다.

처방①

【재료】당근 1개, 양배추 50g, 계란흰자위 1개.

【응용법】

· 당근과 양배추는 깨끗이 씻어서 잘게 썬다.

· 잘게 썬 당근과 양배추를 믹서기에 넣고 곱게 간다.

· 갈아낸 즙에 계란흰자위를 섞어서 팩 재료로 만든다.

· 미지근한 물로 얼굴을 깨끗이 씻은 다음 팩 재료를 바른다.

· 약 20~25분쯤 지나면 물로 깨끗이 씻어낸다.

· 이 팩을 매주 3회 정도 행한다.

【효능】이 처방은 피부를 윤택하게 하여 넓어진 모공을 축소시키는 효능이 있다.

주름살을 펴주는
채소 & 과일 미용법

우리의 피부는 나이를 먹어감에 따라 점차 노화하기 시작한다. 인간이라면 어쩔 수 없는 숙명과도 같은 일이다.

특히 안색이 어두워지고 주름살이 많아지는 것은 노화의 상징처럼 여겨진다.

도대체 어떻게 하면 한줄, 두줄 늘어만 가는 주름살을 완화시킬 수 있을까?

가장 손쉬운 방법 가운데 하나가 채소, 과일미용법을 활용하는 것이다. 구체적인 요령을 소개하면 다음과 같다.

처방①

【재료】싱싱한 레몬즙 50ml, 밀가루 3큰술.

【응용법】

· 싱싱한 레몬즙에 생수를 적당히 부은 다음 밀가루를 섞어서 팩 재료로 만든다.

· 세안을 깨끗이 하고 난 뒤 레몬팩을 얼굴에 골고루 바른다.

· 약 30분 정도 지났을 때 살며시 닦아낸다.

【효능】평소 이 팩을 꾸준히 하면 피부를 윤택하게 하고 희게 하면서 주름살을 제거하는 효능이 있다. 단, 이 팩을 할 때 한 가지 주의할 점은 레몬 껍질을 직접 얼굴에 문지르지 않도록 해야 한다는 것이다. 레몬은 산성성분이 비교적 강하여 피부를 해칠 수도 있기 때문이다.

처방②

【재료】신선한 당근 2개, 계란 노른자위 1개, 연근가루 또는 부드럽게 갈아놓은 것 약간.

【응용법】

· 당근은 깨끗이 씻은 뒤 곱게 갈아놓는다.

· 갈아놓은 당근과 계란 노른자위, 연근 갈아놓은 것을 한데 섞어 골고루 갠다.

· 미지근한 물로 세안을 한 뒤 만들어놓은 당근계란연고를 얼굴에 골고루 펴바른다.

· 약 20~30분쯤 지난 후 미지근한 물로 세안을 하고 다시 냉수로 세안을 한다.

· 이 팩을 매일 한 번씩 행한다.

【효능】이 처방은 피부에 영양을 공급하여 주름살을 제거하고 피부를 아름답게 하는 효능이 있다.

처방③

【재료】감나무 잎 적당량.

【응용법】

· 감나무 잎을 85℃ 정도의 뜨거운 물에 약 15초 동안 데쳐내어 물기를 제거한 뒤 응달에 바짝 말려 고운 가루로 만든다.

· 이렇게 만든 것을 매일 10g씩 끓인 물로 우려내어 차로 마신다.

· 그런 한편 싱싱한 감잎과 귤껍질을 함께 찧어서 벌꿀을 섞은 뒤 얼굴에 바른다.

· 약 20~30분쯤 후에 씻어내면 된다.

· 이 팩을 하루 한 번씩 시행한다.

【효능】이 처방은 혈액순환을 촉진하고 피부를 윤택하게 하여 주름살을 제거하는 효능이 있다. 늘 사용하면 피부 미용에 유익하다.

처방④

【재료】콩나물 적당량.

【응용법】

· 무공해 콩나물을 바짝 말린다.

· 말린 콩나물을 고소하게 볶아서 가루로 만들어놓는다.

· 한 번에 약 15~3g을 약주 10~15ml와 함께 따뜻하게 복용한다.

· 매일 3회를 복용하되 여러 제를 복용해야 좋은 효과를 볼 수 있다. (콩나물 500g 말린 것을 한 제로 한다)

【효능】이 처방은 피부를 윤택하게 하여 얼굴의 잔주름을 제거하는 효능이 있다.

처방⑤

【재료】사과 2개, 우유 적당량.

【응용법】

· 사과는 깨끗이 씻어서 씨를 빼 낸 뒤 그 즙을 짜낸다.

· 이렇게 짜낸 사과즙 한 컵에 우유 2컵을 섞어서 매일 아침과 저녁에 세안을 한다.

【효능】이 처방은 얼굴의 잔주름살을 제거하고 피부를 윤택하게 해주는 효능이 있다.

주근깨 없애는
채소 & 과일 미용법

얼굴에 깨알같이 박혀 있는 주근깨도 피부 미용의 적이다. 혹자는 귀여워 보인다는 말로 주근깨가 난 얼굴을 위로하지만 분명한 것은 주근깨 난 피부보다는 깨끗한 피부가 더 아름답다는 사실이다.

이러한 주근깨는 유전적인 요소가 강하기 때문에 마땅한 예방법이 없다. 다만 햇볕에 너무 과도하게 노출되는 것은 피하는 것이 좋다. 또 매운 음식의 섭취도 피하는 것이 좋다.

특히 한방에서는 주근깨가 경락에 화가 있어 발생한다고 본다. 따라서 그 치료는 음을 자양하고 신장을 보해야 한다고 하였다. 또 혈액순환을 원활히 하고 경락을 소통시켜 주는 것도 중요한 문제라고 할 수 있다.

이러한 주근깨를 개선하는 채소, 과일 미용법을 소개하면 다음과 같다.

처방①

【재료】수세미 200g.

【응용법】

· 수세미를 바짝 말린 뒤 가루로 만들어 물로 개어서 환부에 바른다.

· 매일 1~2회 정도 행한다.

【효능】이 처방은 몸의 열을 내리고 경락을 소통시켜 주근깨나 색소반점을 제거하는 효능이 있다.

처방②

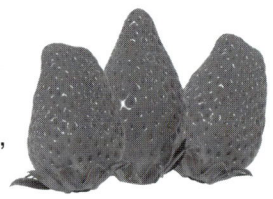

【재료】딸기 250g, 오이 40g, 두부 한 모, 벌꿀 적당량.

【응용법】

· 딸기와 오이를 깨끗이 씻어서 썬 뒤 믹서기에 넣고 그 즙을 짜낸다.

· 이렇게 짜낸 즙에 벌꿀을 섞어서 음료로 만든다.

· 이때 남은 찌꺼기는 두부와 함께 섞어 버무려 팩 재료로 만든다.

· 미지근한 물로 얼굴을 깨끗이 씻은 뒤 팩 재료를 바른다.

· 약 20~25분 정도 지난 뒤 맑은 물로 씻어낸다.

· 이와 동시에 만들어놓은 음료도 함께 마신다.

· 매주 3~4회 정도 시행한다.

【효능】이 처방은 피부를 윤택하게 하여 주근깨와 반점 등을 제거하는 효능이 있다.

처방③

【재료】레몬 2개, 설탕 약간.

【응용법】

· 레몬은 두 쪽으로 썰어서 그 즙을 짜낸다.

· 짜낸 레몬즙과 설탕을 섞어서 걸쭉하게 만든다.

· 그런 다음 면봉에 그 즙을 묻혀서 주근깨가 난 부위에 바른다.

· 약 15~25분 정도 지난 뒤 물로 씻어낸다.

· 이 방법을 매일 두 번씩 행한다.

【효능】이 처방은 피부를 윤택하게 하여 지성피부의 주근깨를 없애주는 효능이 있다.

기미 없애는
채소 & 과일 미용법

여성들의 피부 고민 가운데 기미만큼 고질적인 것이 또 있을까?

특히 기미는 마땅한 치료법이 없어 그 고민을 가중시키는 원인이 된다.

얼굴이 얼룩얼룩 거무스름하게 변색이 되면서 아름다운 피부미용에 치명적인 영향을 미치는 기미. 이러한 기미 제거에 효과가 있는 채소, 과일 미용법을 소개하면 다음과 같다.

처방①

【재료】참마 100g, 무 150g, 두부 50g,
계란흰자위 1개.

【응용법】

· 참마와 무는 그 껍질을 벗기고 깨끗이 씻은 뒤 잘게 썬다.

· 이들 재료를 믹서기에 넣어 그 즙을 걸러낸다.

· 이렇게 짜낸 즙에 벌꿀을 섞은 다음 음료로 만든다.

· 즙을 짜내고 남은 찌꺼기는 두부, 계란흰자위와 버무려 골고루 섞어서 팩 재료로 만든다.

· 우선 음료를 모두 마시고 난 다음 팩 재료를 얼굴에 골고루 바른다.

· 약 20분 정도 지나면 팩을 제거하고 미지근한 물로 얼굴을 씻어낸다.

· 매일 또는 하루 걸러 한 번씩 행한다.

【효능】이 처방은 폐와 진액을 보하고 피부를 윤택하게 하여 기미나 검버섯 등을 제거하는 효능이 있다. 특히 얼굴색을 곱게 하는 효능이 있기도 하다.

처방②

【재료】새큼한 오렌지 씨 적당량.

【응용법】

· 오렌지 씨를 불에 바짝 말려서 고운 가루로 만든다.

· 매일 밤 잠자리에 들기 전에 생수에 오렌지 씨앗 분말을 풀처럼 개어서 기미가 난 부위에 바른다.

· 다음날 아침에 깨끗이 씻어낸다.

【효능】이 처방은 기미나 여드름을 제거하는 효능이 있다.

지긋지긋 여드름 없애는
채소 & 과일 미용법

얼굴 이곳저곳에 돋아나면서 아름다운 피부에 치명적인 영향을 미치는 여드름.

흔히 사춘기 시절의 심벌이니, 혹은 청춘의 꽃이니 하여 병처럼 여기지 않는 경향이 있다. 그러나 여드름이 난 피부를 가진 당사자의 고민의 그리 간단하지 않다. 보기에도 좋지 않을 뿐만 아니라 자칫 잘못하면 평생 지울 수 없는 흔적을 남기기 때문이다.

이러한 여드름을 개선하는 데 손쉽게 효과를 볼 수 있는 채소, 과일 미용법을 소개하면 다음과 같다.

처방①

【재료】녹두 적당량.

【응용법】

· 녹두를 가루로 만든다.

· 매일 밤 잠자리에 들기 전 녹두 가루 10g을 풀처럼 쑨 뒤 식으면 여드름이 난 부위에 바르고 잔다.

· 다음날 아침 미지근한 물로 씻어낸다.

【효능】이 처방은 얼굴의 열을 내리고 뜨거워진 피를 식히며 해독작용을 하므로 여드름을 제거하는 효능이 있다.

처방②

【재료】신선한 어성초 적당량.

【응용법】

· 어성초를 깨끗이 씻어서 물기를 제거한 뒤 20g 정도를 물로 달여 진한 즙이 되게 달인다.

· 그런 한편 어성초 잎을 찧어서 그 즙을 짜낸다.

· 매일 어성초 달인 즙을 여러 번에 나누어 마시면서 어성초 생즙을 여드름이 난 부위에 바른다.

· 하루 4회 정도 행하되 2개월간 계속한다.

【효능】이 처방은 몸의 열을 내리고 소염작용과 몽우리를 흐트러뜨려 여드름을 치료하는 효능이 있다.

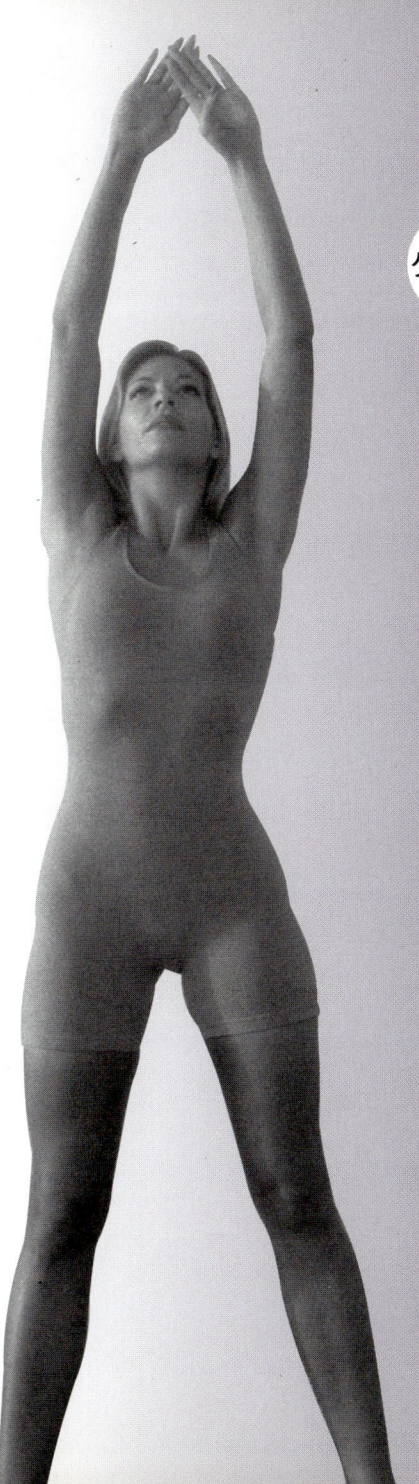

아름다운 얼굴&
몸매 가꾸기 요령

유방이 커지는 간단 체조,

아랫배가 쏙 들어가는 탄력 체조,

허벅지가 가늘어지는 10분 체조 등

날씬한 몸매, 탄력있는 몸매 가꾸는

비결 꼼꼼 체크!

초롱초롱 맑은 눈이
아름다움을 결정한다

흔히 눈은 마음의 창이라 불린다. 분명 초롱초롱 빛나는 눈은 아름다움을 배가시키는 바로미터다.

따라서 평소 눈을 맑게 하고 피로하지 않게 하는 것은 건강한 아름다움을 유지하기 위해 반드시 필요한 조건이다.

빛나는 눈을 가지기 위한 실속 정보 8가지를 요약하면 다음과 같다.

① 눈이 피로하면 머리카락을 잡아당긴다

눈이 피로하면 머리가 무거워진다. 이럴 때는 관자놀이가 있는 부분에 난 머리카락을 잡아당긴다. 이때 아무리 힘을 줘도 머리카락은 빠지지 않는다.

머리카락을 직각으로 잡아당기면 혈행을 촉진하고 이상하리 만큼 피로가 가시며 개운해진다. 2분쯤 계속해서 잡아당긴다.

② 눈꺼풀에 경련이 생기면 심호흡을 한다

눈꺼풀에 경련이 일어나는 원인은 피로와 긴장이다. 이럴 때는 휴식을 취하면서 목이나 어깨의 뻣뻣함을 개선하도록 한다. 심호흡을 하여 산소를 듬뿍 들이마시고 눈의 피로를 덜기 위해 로션을 화장지에 적셔 두 눈위에 올려 놓고 팩을 하는 것도 효과적이다. 눈은 소중하게 다루어야 한다.

③ 충혈된 눈에는 냉수타월을 댄다

수면 부족일 때나 울고 난 다음날은 눈이 벌개져서 보기 싫은 눈이 된다.

이럴 때는 물 속에서 눈을 깜빡거린 다음 냉수에 적신 물수건을 눈 위에 올려놓는다. 영양도 생각하여 채소 주스를 마시고 비타민을 충분히 보충하는 것도 도움이 된다.

아무튼 TV를 너무 오래 본다든가 수면 부족, 수분 부족 등으로 눈을 피로하지 않게 하는 것이 중요하므로 충분한 수면을 취해야 한다.

④ 눈꺼풀의 처짐을 막는 3가지 방법

나이가 들면 눈이 작아지고 눈꼬리까지 처지게 된다. 즉 탄력을 잃는 것이다. 이럴 때는 다음과 같은 대책을 세워야 한다.

·눈 체조를 잊지 않고 꾸준히 한다. 눈을 크게 뜨고 안구를 상하좌우로 돌린다. 그러면 눈의 피로가 없어진다.

·우유로 눈을 씻는다. 소줏잔에 우유를 붓고 양쪽 눈을 번갈아가며 씻는다. 이때 우유는 자연우유라야 한다.

·양질의 카로틴, 비타민 A를 섭취한다. 이런 영양분은 토마토나 당근 같은 붉은 채소에 많이 들어 있다.

⑤ 눈 아래 기미는 간장의 적신호

눈 아래에 생긴 기미는 불결하고 건강하지 않게 보인다. 스트레스, 수면 부족 또는 소장이나 간장이 약해진 것이 원인이다.

이럴 때는 잠을 충분히 자고 눈을 피로하지 않게 하는 것이 무엇보다 중요하다. 푸른 채소를 날로 먹는 것도 좋다. 목욕후 마사지크림으로 눈 언저리를 가볍게 두드리듯이 마사지를 하는 것도 효과적이다.

⑥ 염분이 과하면 속눈썹이 거꾸로 난다

속눈썹이 거꾸로 났을 때는 수술을 해야 한다. 그러나 수술하기 전에 염분을 철저하게 제한하면 간단하게 고칠 수 있다. 동물성 지방이나 단백질, 산성식품을 피하고 과일이나 채소 중심의 식사를 하면 저절로 낫는다.

⑦ 눈을 아름답게 하는 방법 4가지

· 순수한 우유를 소줏잔에 붓고 눈을 담가 깜빡거리며 씻는다. 우유 속에 들어있는 효소와 지방이 눈을 아름답고 깨끗하게 해준다.

· 녹차에 소금을 조금 타서 눈을 씻는다.

· 간장을 좋게 하는 비타민 A, B, C가 들어있는 채소나 과일, 당근, 호박, 귤 등을 먹도록 한다.

· 수분 부족으로 눈이 껄끄러운 사람은 올리브 기름을 한 방울 먹고 아침식사를 거르지 않으며 밥이나 빵을 먹도록 한다.

⑧ 눈의 피로는 당근주스!

눈의 피로는 모발이나 신체에도 나쁜 영향을 준다. 눈을 혹사시킨 날은 당근 1개, 사과 반 쪽, 레몬 반 쪽과 약간의 벌꿀을 섞은 주스를 마시면 좋은 효과를 볼 수 있다.

여기에 비타민 A를 듬뿍 섭취해야 한다. 또 녹말 부족도 눈에는 매우 해롭다. 아이들의 눈이 쉽게 피로해지지 않는 이유도 녹말이 많기 때문이다.

눈이 피로하면 종종 눈을 감고 눈 위를 세 손가락으로 가볍게 눌러주면 피로가 풀린다.

코가 아름다워지는
코 마사지 따라하기

코는 우리 인체에서 호흡기의 일부이며 이와 동시에 후각을 담당하는 감각기관이라고 할 수 있다.

이러한 코는 그 기능도 중요하지만 미용적인 측면에서도 결코 소홀히 다룰 수 없는 부분이다. 오똑한 콧날은 사람의 인상을 결정짓는 데 중요한 잣대가 되기 때문이다. 옛말에도 코 잘생긴 거지는 없다고 했을 정도로 우리 얼굴에서 코가 차지하는 비중은 크다.

그런데 문제는 코는 우리 얼굴에서 가장 기름기가 고이기 쉬운 부분이라는 것이다. 이러한 특성으로 인해 피부미용적 측면에서 코 관리는 많은 사람들의 관심의 대상이다.

코에 여드름 잘 나면 코 쥐는 마사지 하세요!

미용적 측면에서 매끄럽고 반듯한 코를 원한다면 코를 쥐는 마사지를 권하고 싶다. 특히 코에 여드름이 잘 나거나 지방이 쉽게 쌓이는 사람은 코를 쥐는 마사지를 하면 보다 더 좋은 효과를 볼 수 있다.

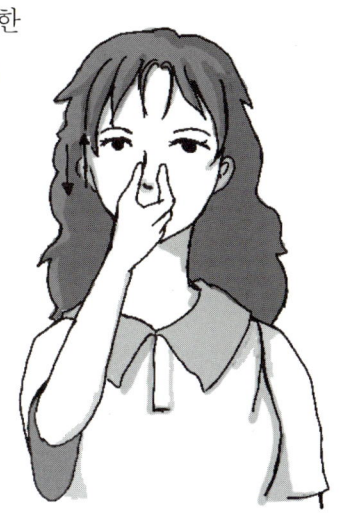

하는 요령은 간단하다. 우선 콧등을 따라 양 옆을 위, 아래로 문지르며 콧망울 뒤도 위, 아래로 세밀하게 마사지를 해주면 된다.

특히 코 마사지가 끝난 뒤에는 채소나 과일팩을 한 후 로션으로 피부를 긴장시키는 것도 잊지 말아야 한다.

거칠어진 입술에는
꿀을 바르세요!

한 성형외과 의사는 입술은 존경과 감사, 그리고 사랑을 모두 표현할 수 있는 곳이어서 중요하다는 말을 한 적이 있다. 우리 몸 중에서 이 세 가지를 동시에 표현할 수 있는 곳이 또 어디에 있느냐는 것이다.

사실 인간의 신체 가운데 입술 만큼 신비로운 매력을 갖고 있는 곳도 드물다. 사람들이 사랑의 표시로 입술에 키스하는 것만 봐도 입술은 분명 오묘한 마력을 가진 신체의 일부분임에 틀림없다.

그렇다보니 여성들이 입술에 들이는 시간과 노력은 결코 만만찮다. 수많은 종류의 립스틱이 날로 새롭게 선보이는 것만 봐도 얼마나 많은 공을 들이는지 가히 짐작할 수 있을 것이다.

그러나 아무리 비싼 립스틱을 발라도 입술이 마르고 거칠어져 있다면 말짱 헛일이다.

입술의 아름다움은 우선 촉촉히 젖어있는 윤기가 좌우하기 때문이다.

가장 손쉬운 방법으로 입술의 윤기를 되찾고 싶다면 꿀을 이용해볼 것을 권하고 싶다.

꿀은 천연의 보습제이며, 여러 가지 영양성분을 함유하고 있어 건강한 입술을 가꾸는 데 있어서는 다시없는 식품이다.

하는 요령도 간단하다. 꿀을 입술에 잘 문지른 뒤 입술 크림을 바르고 자면 되기 때문이다.

이렇게 며칠이 지나면 거칠어진 입술은 자연히 낫게 될 것이다.

특히 평소에 생수를 즐겨 마시는 일과 녹말 공급을 소홀히 하지 않는 것도 입술을 건강하게 하는 비결이 된다.

☞ 보너스정보

입냄새 없애는 채소즙 양치질

진짜 멋쟁이는 입냄새에도 신경을 써야 한다. 구취가 있으면 즐겁게 말할 수도 없다. 그럴 때는 치약에 채소즙을 섞어 잇몸을 마사지하고 채소즙과 차로 양치질을 한다. 그러면 입안도 개운해질 것이다.

볼의 군살 쏙 빼는
간단 마사지

젖살이 채 빠지지 않아 통통
한 볼은 나름대로 귀여운 맛은
있다. 그러나 세련된 아름다움
을 연출하는 데는 분명 마이너
스 요소로 작용한다.

특히 볼에 군살이 많으면
얼굴이 커 보이는 효과가 있
으므로 볼살은 빼는 것이 좋다.

이럴 경우 자극없는 마사지로 탄력을
주면 볼살을 빼는 데 좋은 효과가 있다.

하는 요령은 간단하다.

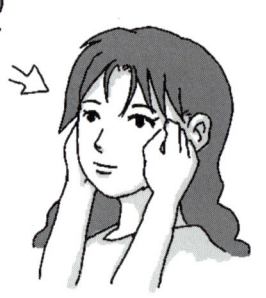

두 손으로 턱을 감싸듯이
하여 귀쪽으로 밀어올린다.

볼에 있는 군살을
쥐었다가 놓는다.

우선 두 손으로 턱을 감싸듯이 하여 귀쪽으로 밀어올린다. 그런 다음 볼에 있는 군살을 쥐었다가 놓는다.

이러한 동작을 10여 차례 반복한다. 이때 마사지 크림을 발라주면 매끄럽게 할 수가 있고 마사지를 하기도 쉽다.

이중턱을 고치는
목운동 따라하기

피부의 탄력이 없어져 생기는
이중턱은 아름다움을 해치는
또 하나의 복병이다. 얼굴이
커보이고 뚱뚱해보이며 미련
스럽게 보이기도 한다.

목을 굽히거나 좌우로
돌리는 동작을 반복한다.

이러한 이중턱은 관리 여
하에 따라 쉽게 고칠 수 있다. 최
근에는 처진 피부를 탄력있게 하는
팩제가 개발되어 이중턱 개선에 희소식이
되고 있다.

이러한 방법 외에도 평소 압박 붕대를 목에서부터 머리에 걸쳐 말아두면 턱을 당겨주는 효과를 기대할 수 있다.

특히 이중턱을 개선하는 데 있어 목운동을 꾸준히 해주는 것도 좋은 효과가 있다.

하는 요령은 목을 굽히거나 좌우로 돌리는 동작을 반복하는 것이다. 이때 손등을 써서 턱 전체를 귀를 향해 밀듯이 마사지를 해주는 것도 잊지 말아야 한다.

또 군살부분을 쥐듯이 하는 마사지도 효과가 있다.

이 동작은 언제, 어디서나 할 수 있으므로 하루에 한 번은 꼭 하도록 습관을 들여야 한다. 그렇게 하면 점점 효과가 나타나기 시작한다.

목 주름 예방하는
마사지 요령

목에 있는 주름은 나이를 가장 잘 나타내준다. 얼굴은 꾸준한 관리와 손질을 통해 얼마든지 나이를 커버할 수 있지만 목은 그렇지가 못하다. 정확한 나이 그대로가 목주름으로 잡히기 때문이다.

특히 목 주름은 현대의학

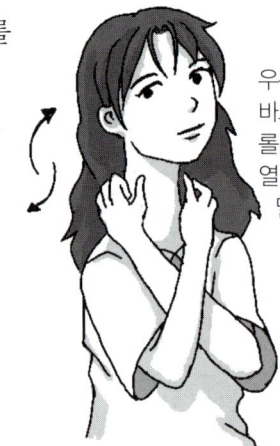

우선 목덜미에 유액을 바르고 엄지손가락으로 롤러처럼 손을 회전시키면서 열 번쯤 위, 아래로 밀어올렸다가 내리기를 반복한다.

의 개가로 평가받는 성형수술로도 없애기가 쉽지 않아 쭈글거리는 목 주름 때문에 고민하는 여성들이 의외로 많다.

이러한 목 주름을 예방하거나 보이지 않게 하기 위해서는 평소 꾸준한 마사지를 해주는 것이 도움이 된다.

하는 요령도 간단하다. 우선 목덜미에 유액을 바르고 엄지손가락으로 롤러처럼 손을 회전시키면서 열 번쯤 위, 아래로 밀어올렸다가 내리기를 반복한다.

이때 목의 왼쪽은 오른손을, 오른쪽은 왼손을 활용하는 것이 효과적이다.

목덜미와 얼굴 군살 쏙 빼는
복근운동 2가지

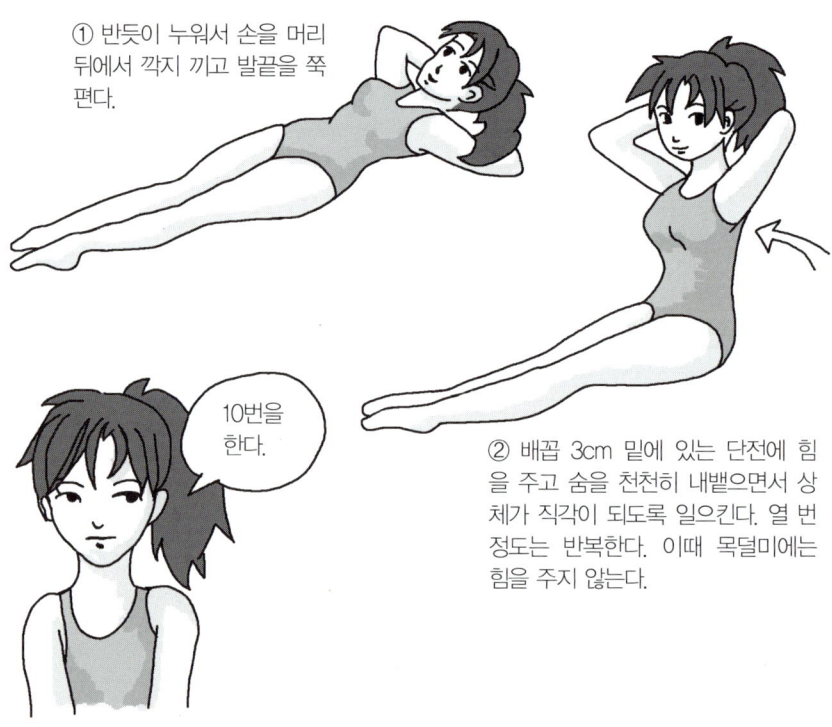

① 반듯이 누워서 손을 머리 뒤에서 깍지 끼고 발끝을 쭉 편다.

10번을 한다.

② 배꼽 3cm 밑에 있는 단전에 힘을 주고 숨을 천천히 내뱉으면서 상체가 직각이 되도록 일으킨다. 열 번 정도는 반복한다. 이때 목덜미에는 힘을 주지 않는다.

유방 커지는
간단 체조 따라하기

언제부턴가 우리 사회
는 가슴 큰 여자를 선호하
기 시작했다. 가슴이 크면
미련스러워 보인다며 오
히려 큰 가슴을 감추고 살

두 손을 어깨너비까지
올리고 팔을 굽혀
기도하듯이 손을 합치고
손에 힘을 넣어 서로 민다.
이 동작을 반복하면
가슴 근육이 발달된다.

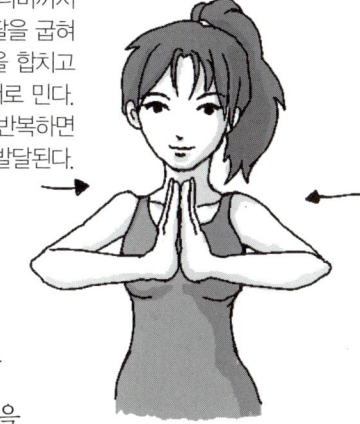

았던 시절이 있었던 것을 생각하면 격
세지감을 느끼게 된다.

볼륨있는 가슴이 섹시미의 완성과도 같
은 평가를 받는 시대이다보니 가슴이 작을
경우 심리적으로 위축되고 여러모로 심한 스트레스와 열등감에 빠지기도
한다.

이러한 현실을 반영하듯 성형외과에 유방성형을 받으러 오는 사람은 문전성시를 이루고 있다. 아마도 쌍꺼풀수술과 함께 우리나라 사람들이 가장 많이 하는 성형 분야가 유방성형수술이 아닌가 싶다.

만약 지금 이 시간에도 유방이 작다고 걱정하고 한탄하고 있다면 우선 앉아서나 서서, 언제 어디서나 할 수 있는 일명 '유방이 커지는 체조'를 해볼 것을 권하고 싶다.

하는 요령은 간단하다. 두 손을 어깨너비까지 올리고 팔을 굽혀 기도하듯이 손을 합치고 손에 힘을 넣어 서로 민다.

이 동작을 반복하면 가슴 근육이 발달된다. 그리고 냉온 샤워를 앞가슴에 대거나 마사지 하는 것도 효과가 있다.

☞ 보너스 정보

앞가슴이 풍만해지는 감자와 호박

앞가슴이 없는 사람은 대개 호박을 싫어한다. 아름답고 풍만한 앞가슴은 탄수화물 식품인 호박이나 감자, 고구마를 많이 먹어야 가꿀 수 있다. 또 비타민 B, C가 들어있는 식품도 좋고 푸른 채소나 감귤류를 많이 먹도록 한다.

그러면 모유도 잘 나오고 유방 모양도 흐트러지지 않는다.

아름다운 허리선
가꾸는 10분 체조법

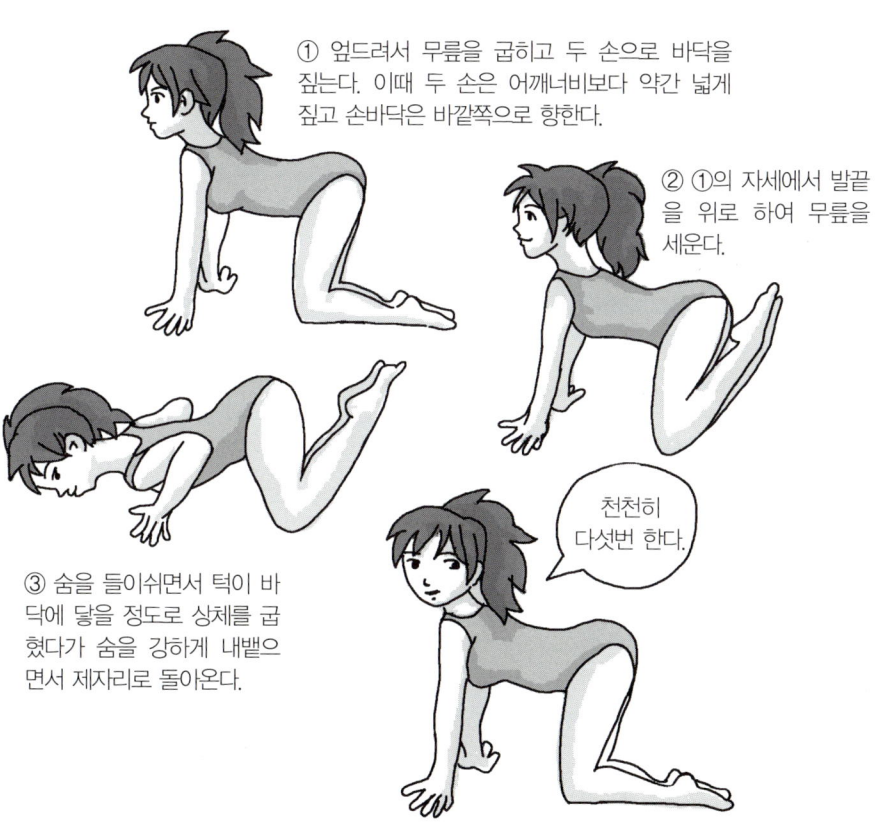

① 엎드려서 무릎을 굽히고 두 손으로 바닥을 짚는다. 이때 두 손은 어깨너비보다 약간 넓게 짚고 손바닥은 바깥쪽으로 향한다.

② ①의 자세에서 발끝을 위로 하여 무릎을 세운다.

③ 숨을 들이쉬면서 턱이 바닥에 닿을 정도로 상체를 굽혔다가 숨을 강하게 내뱉으면서 제자리로 돌아온다.

천천히 다섯번 한다.

허리를 가늘게 하는 체조 I

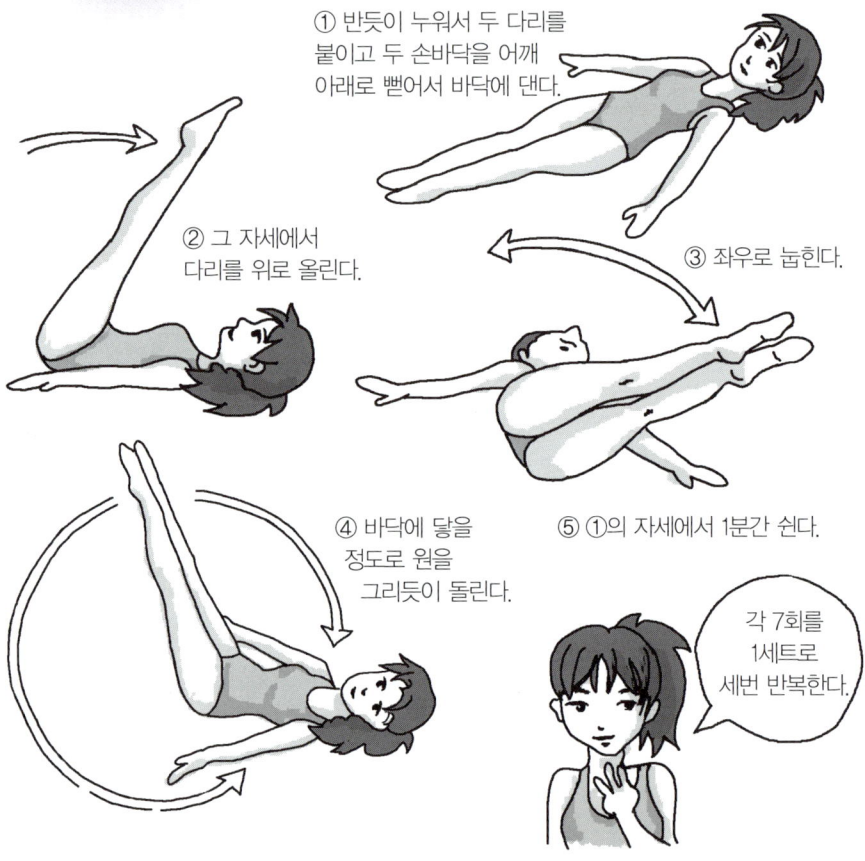

① 반듯이 누워서 두 다리를 붙이고 두 손바닥을 어깨 아래로 뻗어서 바닥에 댄다.

② 그 자세에서 다리를 위로 올린다.

③ 좌우로 눕힌다.

④ 바닥에 닿을 정도로 원을 그리듯이 돌린다.

⑤ ①의 자세에서 1분간 쉰다.

각 7회를 1세트로 세번 반복한다.

허리를 가늘게 하는 체조 Ⅱ

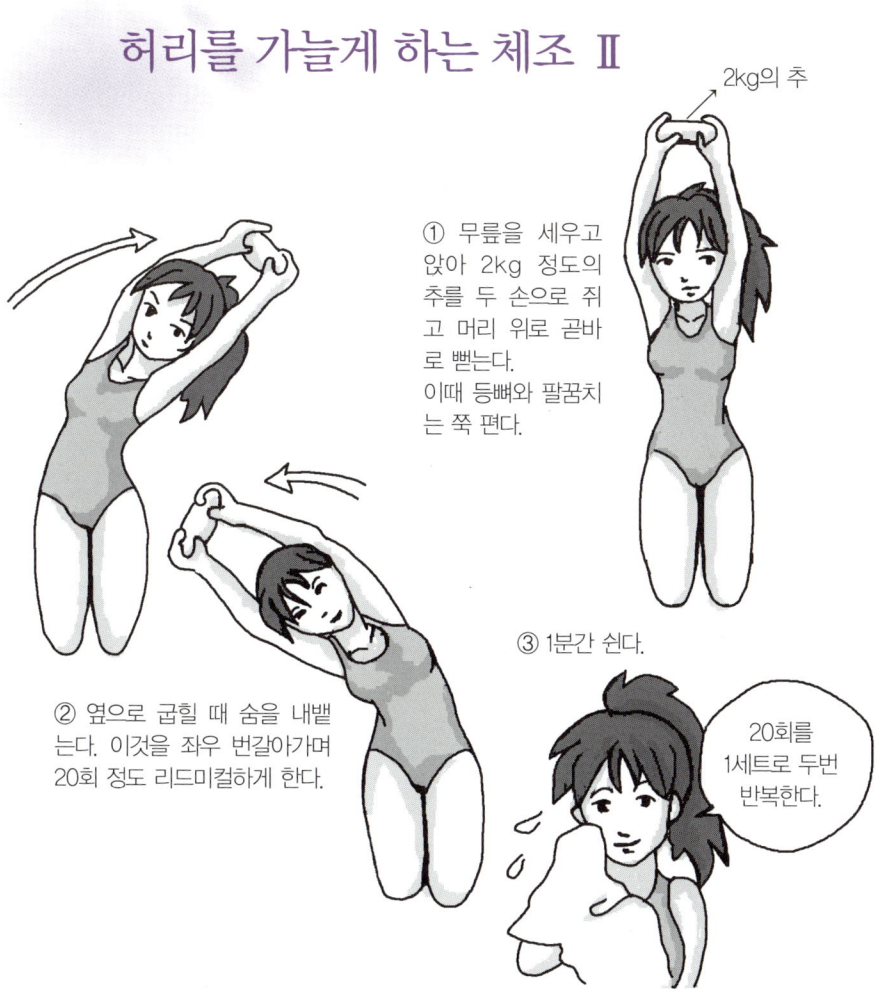

2kg의 추

① 무릎을 세우고 앉아 2kg 정도의 추를 두 손으로 쥐고 머리 위로 곧바로 뻗는다.
이때 등뼈와 팔꿈치는 쭉 편다.

② 옆으로 굽힐 때 숨을 내뱉는다. 이것을 좌우 번갈아가며 20회 정도 리드미컬하게 한다.

③ 1분간 쉰다.

20회를 1세트로 두번 반복한다.

아랫배를 탄력있게 하는 체조

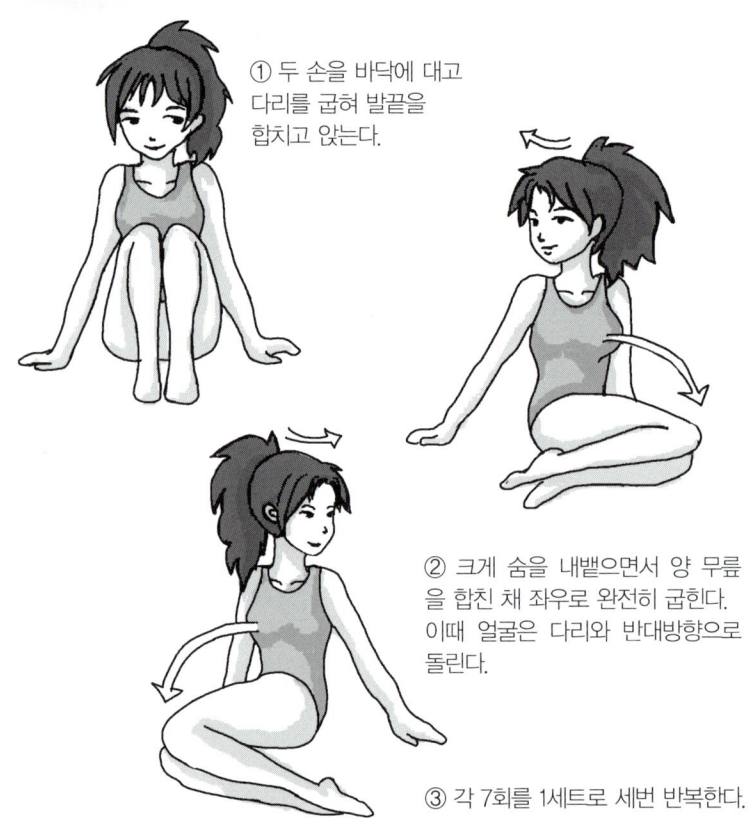

① 두 손을 바닥에 대고 다리를 굽혀 발끝을 합치고 앉는다.

② 크게 숨을 내뱉으면서 양 무릎을 합친 채 좌우로 완전히 굽힌다. 이때 얼굴은 다리와 반대방향으로 돌린다.

③ 각 7회를 1세트로 세번 반복한다.

아랫배가 쏙 들어가는 체조

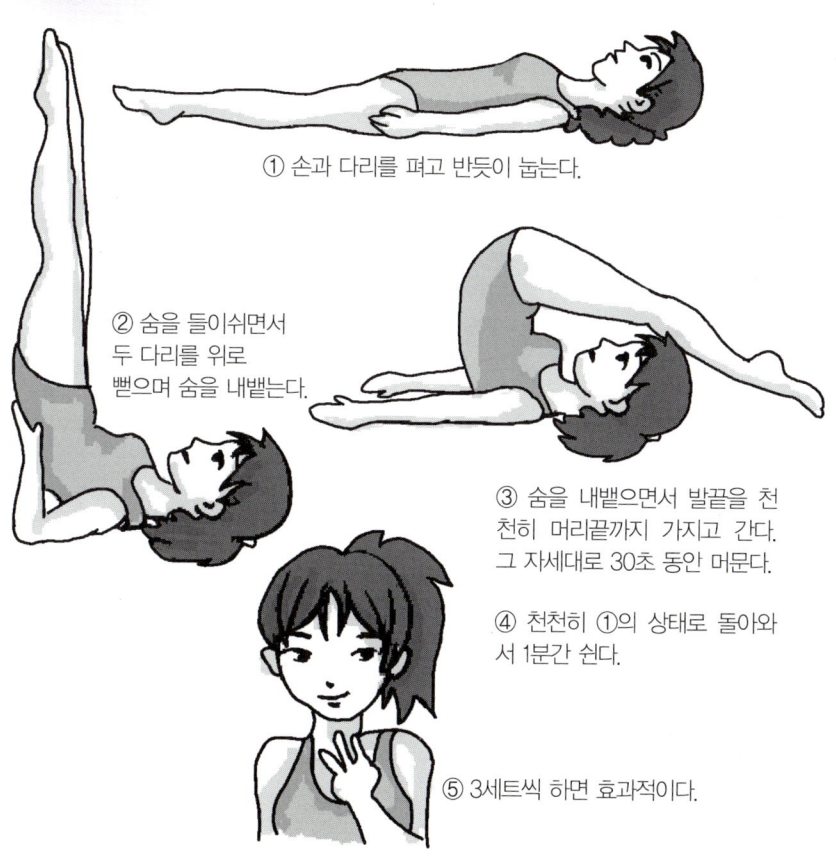

① 손과 다리를 펴고 반듯이 눕는다.

② 숨을 들이쉬면서 두 다리를 위로 뻗으며 숨을 내뱉는다.

③ 숨을 내뱉으면서 발끝을 천천히 머리끝까지 가지고 간다. 그 자세대로 30초 동안 머문다.

④ 천천히 ①의 상태로 돌아와서 1분간 쉰다.

⑤ 3세트씩 하면 효과적이다.

처진 엉덩이 올려붙이는 체조

① 등뼈를 쭉 펴고 무릎을 굽힌
채 두 팔을 바닥에 댄다.
이때 목은 똑바로 펴고 눈은 45도
각도에서 응시한다.

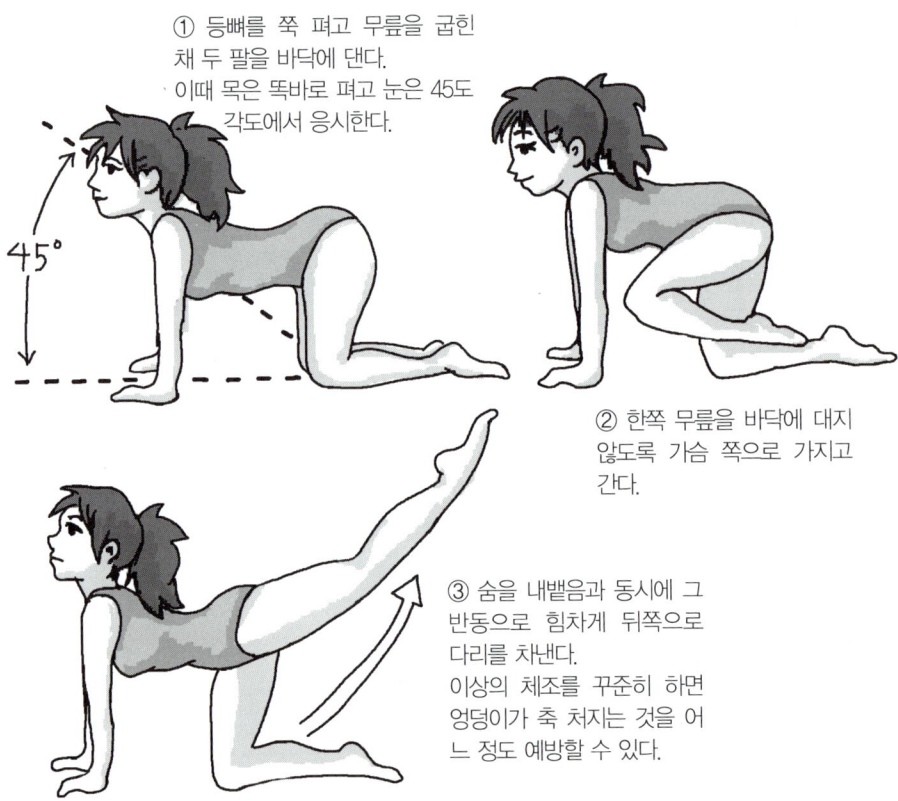

② 한쪽 무릎을 바닥에 대지
않도록 가슴 쪽으로 가지고
간다.

③ 숨을 내뱉음과 동시에 그
반동으로 힘차게 뒤쪽으로
다리를 차낸다.
이상의 체조를 꾸준히 하면
엉덩이가 축 처지는 것을 어
느 정도 예방할 수 있다.

엉덩이가 예쁜 여자라고 해서 연예계에 데뷔할 때부터 특별한 관심을 받았던 모 탤런트는 지금 어엿한 톱스타의 자리를 지키고 있다.

엉덩이가 예쁜 것은 분명 아름다운 몸매에 플러스 요인이 된다.

그러나 올려붙인 듯 예쁜 엉덩이를 갖기란 말처럼 쉽지 않다.

이럴 경우 평소 꾸준히 행하면 도움이 되는 처진 엉덩이 올려붙이기 체조를 하면 어느 정도까지는 효과를 볼 수 있다.

☞ **보너스 정보**

예쁜 엉덩이를 만드는 음식

엉덩이가 축 처지는 것은 동물성 지방을 너무 많이 먹기 때문이다.

지방은 참깨나 호두 등 식물성 지방을 섭취하도록 한다. 그리고 과자류도 좋지 않다. 단 것이 먹고 싶을 때는 흑설탕을 먹고 식사 시에는 날 채소나 과일, 해조류를 주로 먹도록 한다.

등 & 다리 군살
쏙 빼는 배근운동 I

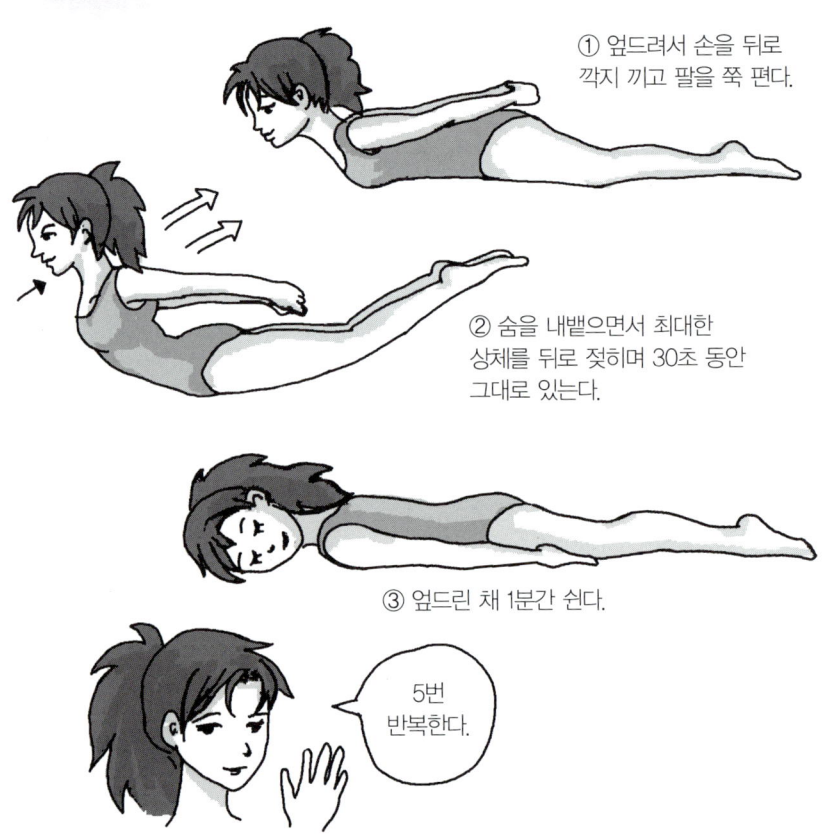

① 엎드려서 손을 뒤로 깍지 끼고 팔을 쭉 편다.

② 숨을 내뱉으면서 최대한 상체를 뒤로 젖히며 30초 동안 그대로 있는다.

③ 엎드린 채 1분간 쉰다.

5번 반복한다.

부은 다리는 뜨거운 소금물에

오랜 시간 서 있으면 다리가 붓게 된다. 이럴 때는 집에 돌아와서 반듯이 누워 발목부터 무릎쪽으로 수건을 짜듯이 마사지를 한다.

누워서 자전거를 타는 운동도 다리가 굵어지는 것을 막아준다.

다리가 붓게 되면 뜨거운 소금물에 다리를 담그는 것도 효과적이다. 또 걷는 것도 다리의 부종을 막는 데 효과가 있다.

등&다리 군살
쏙 빼는 배근운동 II

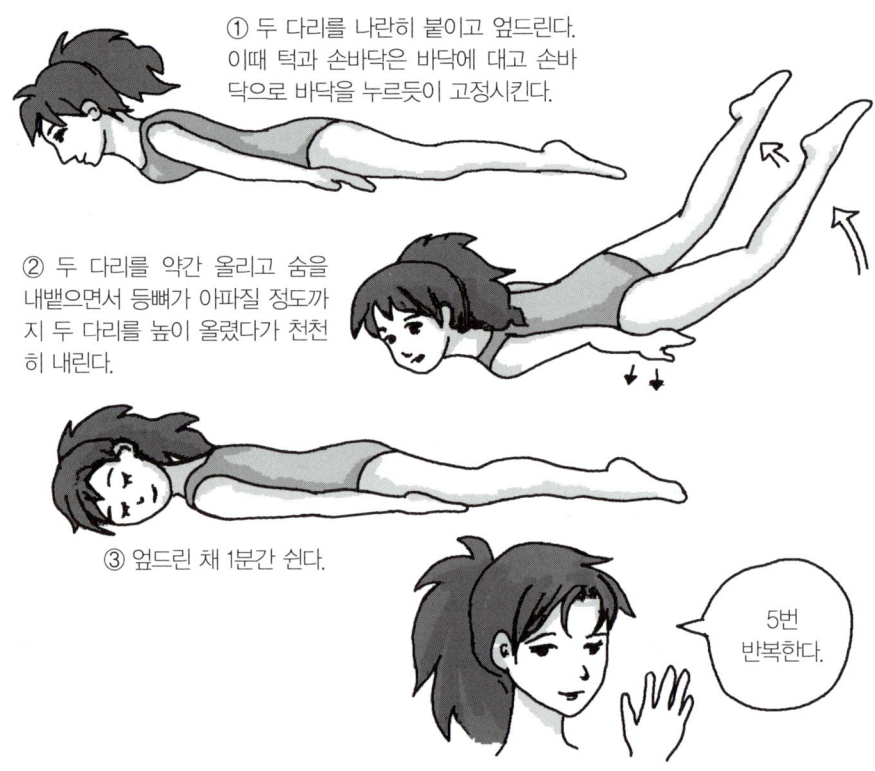

① 두 다리를 나란히 붙이고 엎드린다. 이때 턱과 손바닥은 바닥에 대고 손바닥으로 바닥을 누르듯이 고정시킨다.

② 두 다리를 약간 올리고 숨을 내뱉으면서 등뼈가 아파질 정도까지 두 다리를 높이 올렸다가 천천히 내린다.

③ 엎드린 채 1분간 쉰다.

5번 반복한다.

허벅지가 가늘어지는 체조

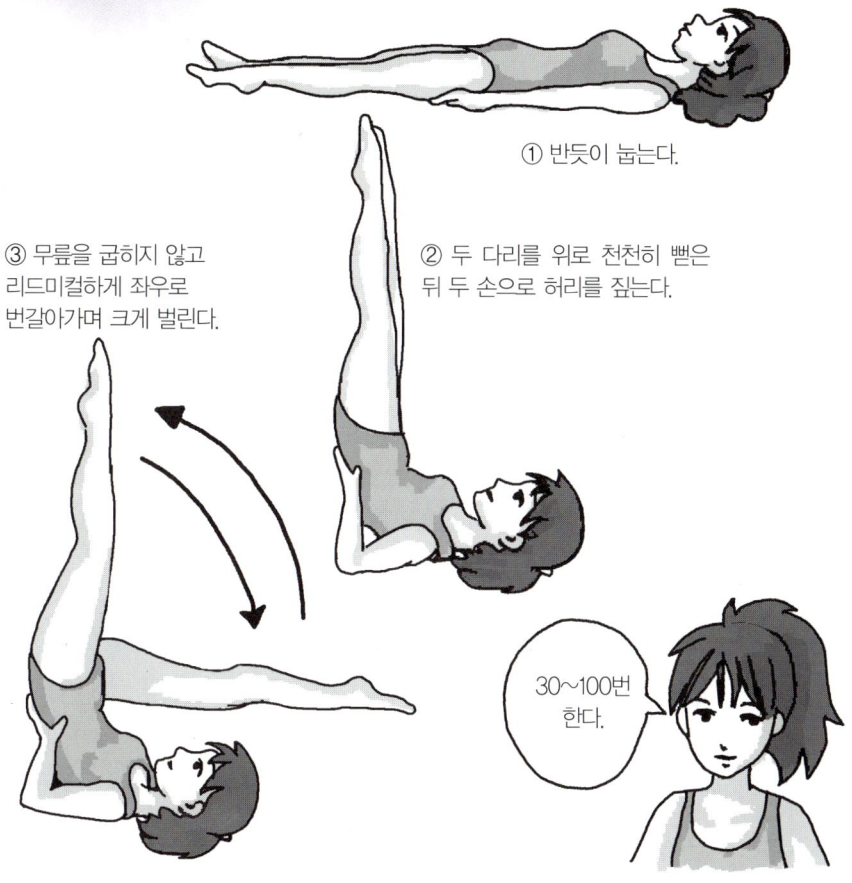

① 반듯이 눕는다.

③ 무릎을 굽히지 않고
리드미컬하게 좌우로
번갈아가며 크게 벌린다.

② 두 다리를 위로 천천히 뻗은
뒤 두 손으로 허리를 짚는다.

30~100번
한다.

무다리가 날씬해지는 체조

현대인의 키워드는 날씬한 몸매다. 어떻게 하면 쭉쭉빵빵한 몸매를 만들 수 있을까에 온 신경을 곤두세우고 있다.

시간과 돈도 아끼지 않는다. 조금만 더 날씬해질 수 있다면 목숨까지 담보로 한 위험한 거사를 치르기도 한다.

이런 현대인들에게 있어 무다리는 분명 핸디캡이 될 수 있다. 그렇지 않아도 동양인인 우리나라 사람들은 다리가 비교적 짧은 편이다.

물론 식생활의 서구화로 자라나는 청소년들의 경우는 10년 전과 비교해 몰라보게 달라졌지만 아직도 짧은 다리가, 그

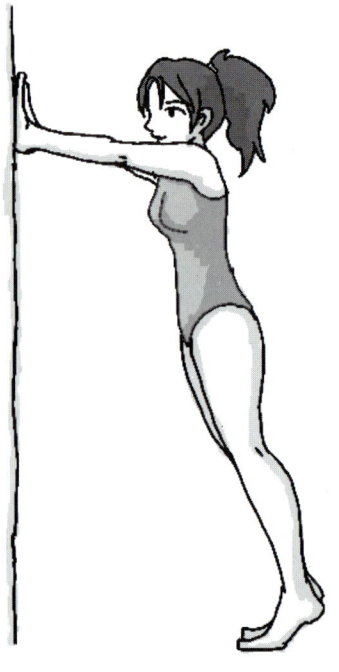

것도 무다리여서 고민하는 사람들이 적지 않다.

　만약 무다리 때문에 고민이라면 집에서 손쉽게 할 수 있는 무다리 날씬 체조를 해볼 것을 권하고 싶다. 무다리를 날씬하게 하는 데 많은 도움이 된다.

　하는 방법도 간단하다.

　우선 벽을 향해 서서 두 손으로 벽을 짚는다. 그런 다음 무릎을 펴고 발 뒤꿈치를 들어올려 몇 초 동안을 그대로 서 있는다. 10분 정도 되었을 때 조용히 발 뒤꿈치를 내린다.

☞ **보너스정보**

굵은 다리가 날씬해지는 방법 5가지

　① 탄수화물은 건강에 좋다. 그러나 저녁에 먹으면 다리가 굵어지므로 낮에 많이 먹도록 하자.

　② 소장이 약한 사람은 다리가 굵어진다. 소장을 강하게 하는 것은 생식이다. 과일이나 채소를 날로 먹는 습관을 들인다.

　③ 바른 자세로 걷는다. 하나의 선 위에 뒤꿈치를 대고 발끝으로 걷도록 한다. 신발은 뒷굽이 높은 것을 신는다.

　④ 저녁 잠자리에서 두 다리를 들어올려 자전거 페달을 밟듯이 강하게 회전시킨다.

　⑤ 다리 마사지를 꼭 한다. 다리 마사지를 하는 방법은 발목 위에서 허벅지를 향하여 나선을 그려가며 5번을 반복한다.

발목을 날씬하게 하는 체조

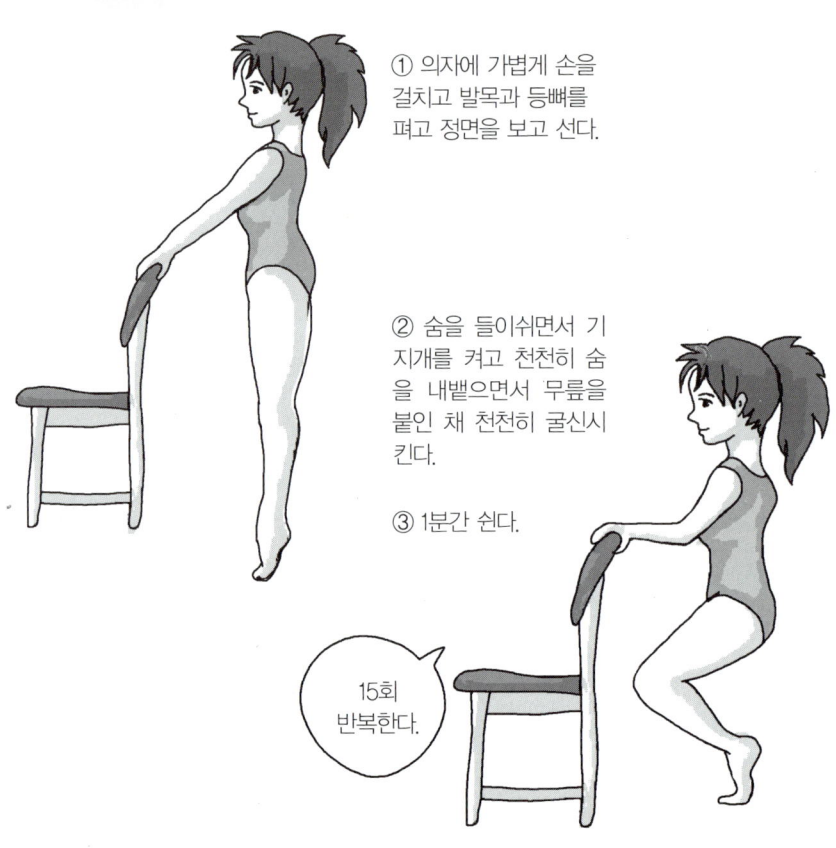

① 의자에 가볍게 손을 걸치고 발목과 등뼈를 펴고 정면을 보고 선다.

② 숨을 들이쉬면서 기지개를 켜고 천천히 숨을 내뱉으면서 무릎을 붙인 채 천천히 굴신시킨다.

③ 1분간 쉰다.

15회 반복한다.

견비통을 없애는 체조

팔을 수평으로 쭉 펴고 천천히
호흡하면서 시계바늘에 맞춰
손바닥을 위, 아래로 돌리는
운동을 반복한다.

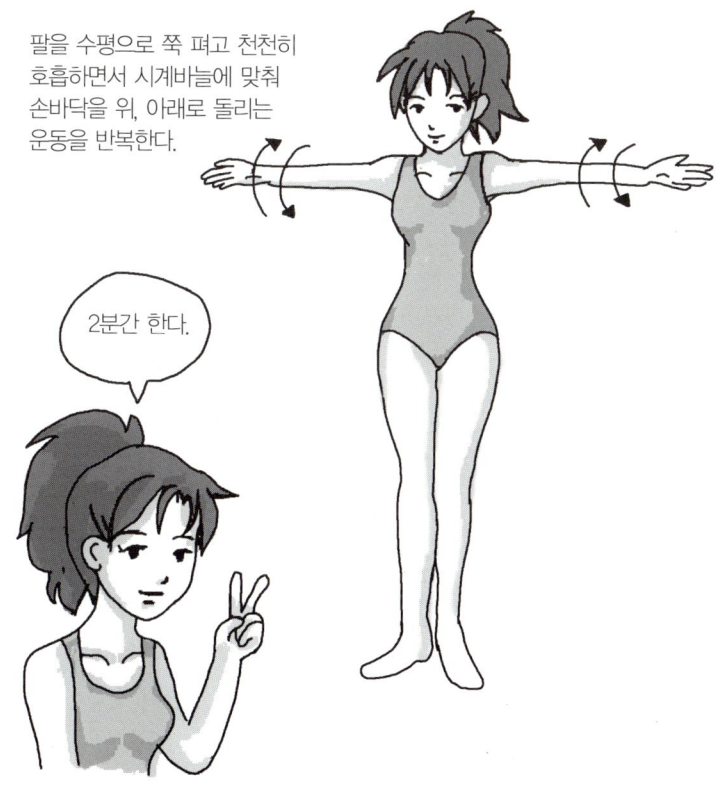

2분간 한다.

팔이 가늘어지는 체조

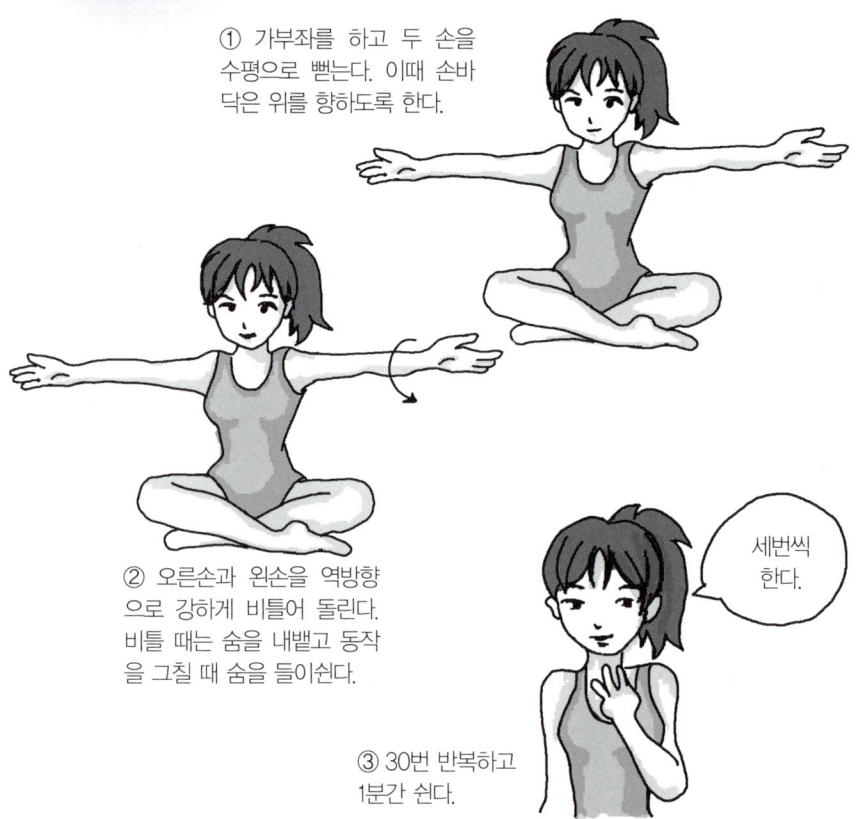

① 가부좌를 하고 두 손을 수평으로 뻗는다. 이때 손바닥은 위를 향하도록 한다.

② 오른손과 왼손을 역방향으로 강하게 비틀어 돌린다. 비틀 때는 숨을 내뱉고 동작을 그칠 때 숨을 들이쉰다.

세번씩 한다.

③ 30번 반복하고 1분간 쉰다.

팔에서 손끝까지 가늘어지는 체조

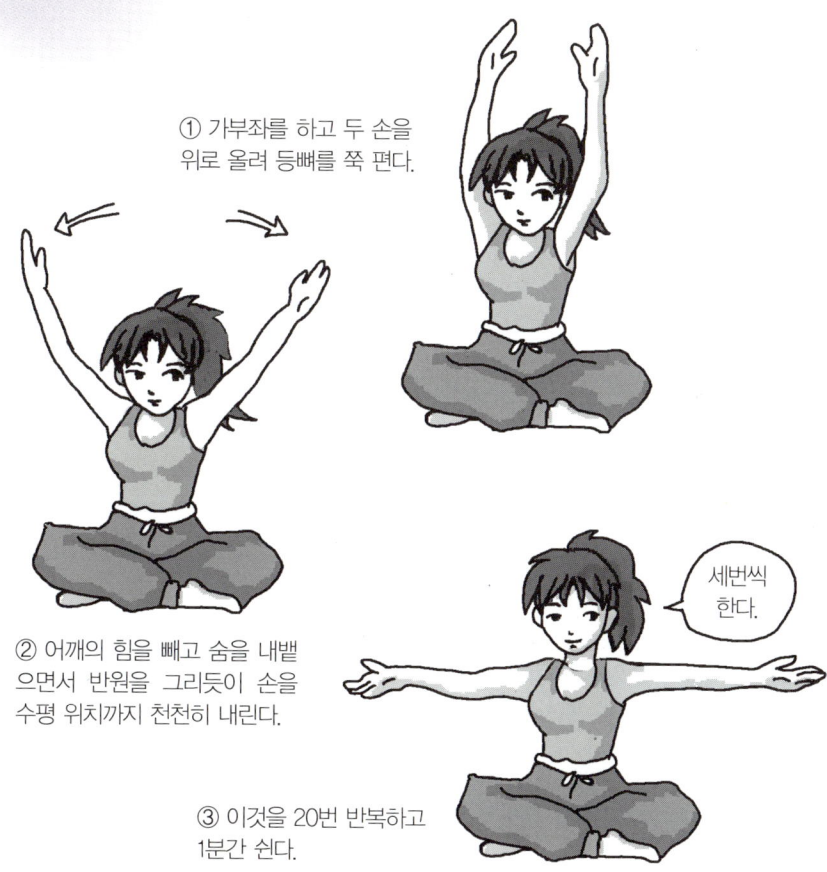

① 가부좌를 하고 두 손을
위로 올려 등뼈를 쭉 편다.

② 어깨의 힘을 빼고 숨을 내뱉
으면서 반원을 그리듯이 손을
수평 위치까지 천천히 내린다.

③ 이것을 20번 반복하고
1분간 쉰다.

세번씩
한다.

손이 부드러워지는 운동

얼굴이 아무리 아름다운 사람이라도 손이 거칠거나 검다면 매력이 없다. 특히 요즘들어서는 젊은 사람들도 부엌일을 많이 하는데 지나친 세제 사용으로 유분을 빼앗겨 쭈글쭈글한 손이 되어버리기 일쑤다.

이럴 경우 스스로 할 수 있는 손이 부드러워지는 운동을 하면 많은 도움이 된다. 하는 요령은 다음과 같다.

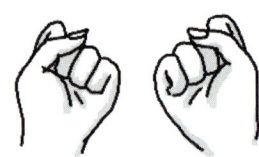

① 주먹을 꼭 쥔다.

② 숨을 내뱉음과 동시에 순간적으로 벌린다. 이것을 5~6번 반복한다.

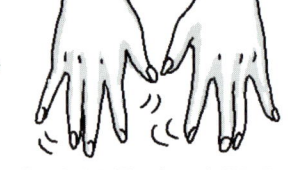

③ 팔의 힘을 빼고 3분쯤 두 손을 흔들어준다.

퉁퉁한 손가락 날씬하게 만들기

따뜻한 물 속에서 마사지를 하여 혈액순환을 좋게 한다. 또 손을 깍지 끼거나 벌리고 손가락으로 하나, 둘, 셋을 세면서 손가락 체조를 하도록 한다.

식사 시 염분 섭취를 피하고 날채소, 과일, 과즙 등을 충분히 섭취하여 혈행을 좋게 하는 것도 중요하다.

손가락 체조는 언제, 어디서나 손쉽게 할 수 있으므로 꾸준히 하여 예쁜 손가락을 유지하도록 하자.

☞ 보너스 정보
윤기있고 탄력있는 손 가꾸기 3가지
① 비누로 잘 씻는 것은 말할 것도 없고 일주일에 2~3번은 목욕할 때 채소·과일팩을 하거나 레몬으로 손등을 문지른다. 그렇게 하면 거친 피부가 개선되고 색깔이나 윤기도 좋아진다.

② 손바닥은 비교적 손질을 소홀히 하게 마련이다. 그러나 손바닥은 땀선도 많고 더러

움이나 냄새가 붙기 쉽다.

　이럴 때는 국수나 메밀 삶은 물로 문질러주면 금방 매끄럽고 세련된 손으로 바뀐다.

　③ 때때로 손체조를 하여 부드럽고 날씬한 손가락으로 가꾸도록 한다. 우선 손쉽게 할 수 있는 운동은 손가락을 바깥쪽으로 젖히기를 반복한다. 평소와 다른 동작을 하면 손도 부드러워지고 건강하게 된다.

거칠어진 손끝 마사지는
레몬으로 효과보자

　부드러운 손은 그 사람의 인품을 말해준다. 윤기있고 아름다운 손을 가꾸려면 잠자리에 들기 전에 손톱뿌리 부분이나 손가락 끝에 영양크림을 바르고 레몬으로 손가락 끝을 문지르도록 한다.

　또 세제를 쓸 때는 원액을 좀 묽게 해서 쓰고 반드시 고무장갑을 끼도록 한다. 손도 평소의 손질로 언제까지나 청결하고 아름다울 수 있다.

　특히 유난히 손톱이 자주 갈라지면 우유와 젤라틴을 먹는 것이 도움이 된다.

　손톱이 갈라지거나 거칠어지는 것은 대개 영양부족 때문이다.

　특히 칼슘과 아교질(젤라틴) 보급이 반드시 필요하다. 이때는 우유와 해조류를 듬뿍 먹도록 한다.

손 건강 이것만은 챙기자!

① 동상은 뜨거운 물과 냉수에 번갈아가며 담가 치료한다

겨울이 되면 동상에 걸려 손발이 가려운 사람이 많다. 동상에 걸리면 40도 정도의 뜨거운 물과 냉수에 번갈아가며 손과 발을 담그고 손가락과 발가락 운동을 한다.

마사지도 하여 혈액순환을 좋게 하고 겨울 동안에는 장갑과 양말을 신어서 추위로부터 손을 보호해야 한다.

귤 같은 과즙을 먹는 것도 효과적이다. 누구나 아름다운 손과 발을 가지길 원한다. 신선한 채소식은 이 고민을 해결해준다.

② 손에도 선크림을

손도 햇볕에 탄다. 얼굴에는 많은 신경을 쓰지만 손에 대해서는 무관심한 사람이 많다. 오랫동안 외출을 하거나 강한 직사광선을 쏘일 때는 얼굴과 함께 손에도 선크림을 바르도록 한다.

손에 생기는 기미는 남의 눈에 잘 띄므로 더욱 주의해야 한다.

손에 기미가 엷게 끼었을 때에는 효소팩 마사지를 하면 간단히 없앨 수 있다.

③ 손에 생긴 노인성 반점을 없애는 방법

얼굴팩을 하는 동안에 효소가 든 팩제로 손마사지도 같이 하면 반점이 자연히 엷어져서 거의 보이지 않게 된다. 물론 얼굴의 기미도 보이지 않게 될 것이다. 외부 손질 외에 엽록소와 비타민 C 분말, 해조류와 마늘 분말 등을 섞어서 날마다 먹어도 좋다.

건강한 발 가꾸기 요령 3가지

인체의 모든 기관과 연결돼 있는 발은 52개의 뼈와 60개의 관절, 214개의 인대, 38개의 근육, 그리고 수많은 혈관과 신경으로 구성돼 있다.

이러한 발은 흔히들 인체의 축소판이라고 한다. 이를 달리 말하면 발의 상태를 보면 그 사람의 몸 상태를 모두 알 수 있다는 말이다.

이런 발의 구조적인 특징 때문에 우리 조상들은 발을 알면 우리 몸의 이상 유무를 확인할 수 있다고 믿어왔다.

① 무좀에는 어성초를 짓이겨 바른다

무좀은 몸이 산성이 되면 나타나기 쉬우므로 식사를 약알칼리성으로 바꾸어야 한다. 또 비타민 K를 함유한 어성초를 잘 씻어서 강판에 갈아 무좀에 바르면 가려움이 없어지고 점점 낫게 된다. 목욕을 하고 나서 붙이면 더욱 효과적이다.

② 발냄새 없애는 법

신발을 벗었을 때 발냄새가 나면 매우 불쾌하다. 발은 항상 깨끗이 한다. 목욕을 할 때는 발가락 사이까지 잘 씻고 파우더를 발라준다. 신발도 통풍이 잘 되는 것을 고르고 때때로 그늘에서 말려 습기를 없애도록 한다.

그리고 음식의 간은 약간 싱겁게 하고 산성식품이나 염분을 너무 많이 섭취하지 않도록 한다. 양말도 땀을 잘 흡수하는 명주나 면으로 하고 날마다 갈아 신도록 한다.

③ 티눈 고치는 법

당신은 발에 꼭 맞는 신발을 신고 있는가?

티눈을 방지하는 첫 번째 조건은 발에 꼭 맞는 신발을 선택하는 것이다. 티눈이 한 번 생기면 목욕할 때 경석이나 비누 또는 유액을 바르고 레몬으로 마사지 하는 것이 좋다.

시판 중인 티눈연고를 발라서 없애는 것도 좋다. 발이 참을 수 없을 정도로 몹시 아플 때는 신발을 바꾸어 신도록 한다.

올바른 걷기는 아름다움의 완성

아무리 얼굴이 예쁘고 몸매가 날씬하다고 해도 허리를 꾸부정하게 걷는다면 그것은 이미 매력적인 모습이 아니다.

그만큼 걸음걸이가 중요하다는 뜻이다.

그렇다면 어떻게 걷는 것이 가장 좋을까?

먼저 하이힐을 신고 있을 때는 걸음걸이에 매우 신경이 쓰인다. 걸을 때 뚜벅뚜벅 구두소리를 내지 않도록 주의해야 한다. 아랫배를 펴고 엉덩이를 위로 올리듯이 허리부터 아래를 움직이도록 하면 자연히 등뼈가 펴져서 자세가 좋아진다.

걸음걸이는 발가락 끝을 바깥쪽으로 향하여 발가락 끝부터 먼저 내리도록 하며 걷는다. 자꾸 연습을 하면 자연스럽고 아름답게 걸을 수 있게 된다.

특히 걸음걸이에 따라 숨어있는 키 2㎝를 찾아낼 수도 있다는 사실을 알아야 한다.

일반적으로 보통 사람들의 걸음걸이는 어쩐지 어색하다. 상체를 흔들거나 아니면 마치 지구를 끌고 가는 것 같이 무거워 보인다. 특히 50대 이상이 되면 등을 구부리고 아장아장 팔자걸음을 걷는 사람을 볼 수 있다.

이것은 좋지 않다. 걸음을 걸을 때는 상반신을 꼿꼿이 펴고 똑바로 걷도록 한다. 마치 선 위를 걷는 기분으로 다리를 똑바로 옮기면 이상하게도 키가 2cm 정도는 커보일 것이다. ♣

탐스런 머리
손질법

반지르르 윤기도는 머릿결은

아름다움을 완성하는 바로미터!

따라하면 도움되는

찰랑찰랑 윤기나는

머릿결 손질법 다이제스트

머리카락은 피부의 일부이다

많은 사람들은 머릿카락이 마치 땅에서 풀이 나는 것처럼 피부에서 자라나온 것으로 알고 있다. 그러나 머리카락은 피부의 일부에서 변형된 것이다.

머리를 자르거나 파마를 할 때 열을 가해도 아프거나 감각이 없기 때문에 우리는 종종 머리카락에 생명조직이 없는 것으로 생각하기 쉽다.

그러나 사실은 그렇지가 않다. 머리카락에도 생명이 있다. 머리카락을 짧게 자르거나 변형시켜도 통증을 느낄 수 없는 것은 신경이 모발 끝까지 뻗어있지 않기 때문이다. 그러나 조직 자체에는 생명이 있다.

따라서 결론적으로 말하면 머리카락은 가느다란 실모양의 피부라고 정의할 수 있을 것이다.

동양인의 경우 머리카락의 굵기는 0.05～0.15mm로 머리카락의 굵기와 경도는 정비례한다. 쉽게 말해 부드러운 머리카락은 비교적 가늘고 딱딱한 머리카락은 비교적 굵다는 의미이다.

해부학에서는 머리카락의 구성을 두 부분으로 나누고 있다. 한 부분은 두피 밖으로 자라나와서 사람으로 하여금 자르고 다스리게 하는 부분이고 다른 한 부분은 피부 속에 묻혀 있는데 모근이라고 한다.

모근의 앞쪽은 모구(毛球)라고 부르는 데 파뿌리처럼 불룩 솟아 있다. 이를 자세히 보면 불룩 나온 뿌리부분에 움푹 패인 곳이 있다. 이 가운데에 머리카락의 원료를 공급하는 곳에 해당하는 모유두(毛乳頭)가 있고 모모(毛母)가 바로 여기서 서로 연결되어 있다.

이른바 그 부위는 머리카락을 자라게 하는 모든 일을 다스리고 있다고 할 수 있다. 머리카락이 생성되고 자랄 수가 있는 것은 바로 모모가 머리카락을 형성하면서 위로 밀어올리기 때문이다.

탐스런 머릿결은 영양이 좌우한다

사람이 먹는 음식의 좋고 나쁨에 따라 머릿결에 미치는 영향은 너무나도 크다. 그러므로 건강한 머릿결, 탐스런 머릿결을 유지하기 위해서는 반드시 몸을 유익하게 하고 건강하게 하는 식품을 많이 먹도록 해야 한다.

머리카락의 영양을 위해서는 육류나 생선 중 한 가지 종류와 채소 3종류의 비율로 음식을 섭취하는 것이 좋다.

이때 채소는 녹황색 채소 한 가지와 뿌리채소 한 가지, 색깔이 엷은 채소 한 가지, 그리고 과일 두 가지의 비율이 가장 이상적인 식단이다.

특히 머리카락에 영향을 미치는 기본적인 영양소는 아미노산 계통의 단백질이다. 여기에 레시틴, 염화 요오드, 칼슘, 비타민 등의 영양소가 중요한 기능을 한다. 따라서 머리카락의 건강을 위해서는 콩류나 참깨, 호두 같은 식물성 단백질과 엽록소가 많은 푸른 채소를 듬뿍 먹도록 한다.

머리카락을 윤기나게 하려면 미역이나 파래, 다시마, 조개 같은 칼슘이 많은 식품을 날마다 먹으면 효과가 있다.

머릿결을 좋게 하는
베스트 식품 4가지

바다의 영양 **미역**
－머릿결에 윤기줘－

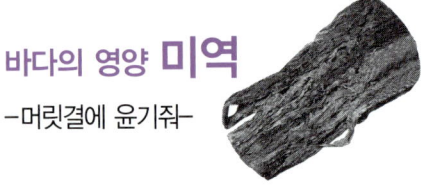

　바다에서 나는 영양식품인 미역은 소화기능을 촉진하고 막힌 기를 흐트러뜨리며 해독하는 효능이 있다. 또 혈압을 내리기도 한다. 특히 머리카락에 풍부한 영양을 공급하므로 머릿결을 아름답게 하는 식품이다.

톡 쏘는 알싸한 맛 **생강**
－비듬 치료에 효과 우수－

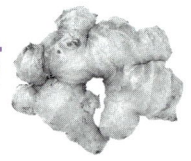

　머리카락에 대한 생강의 효과는 탈모를 방지하거나 백발을 방지하는

것은 아니다. 생강의 효과는 바로 비듬을 치료하여 모발 상태를 개선시킨다는 데 있다.

생강은 머리카락에 대한 강력한 발산작용을 발휘한다. 그러므로 생강의 농축액을 머리카락에 바르면 비듬을 예방하고 머리카락에 생기가 넘치게 한다. 특히 생강은 두피에 대해 양호한 작용이 있기 때문에 설사 흰머리가 생겼다 하더라도 머리카락의 성질에는 광택이 나게 하기도 한다.

화장품 원료로 쓰이는 밀
-머릿결에 광택 줘-

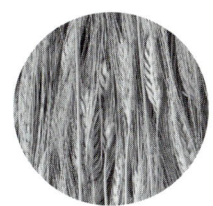

밀이 머리카락에 유익한 것은 밀에는 진정효과가 있기 때문이다. 따라서 정신을 안정시킬 수가 있어 머리카락 건강에 유익하다.

이런 효능 탓에 밀은 이미 화장품의 원료로서 널리 활용되고 있다. 그 효과 또한 이미 확인된 바 있다.

이러한 밀의 자양작용은 두피에 대하여 강렬한 모발 보호효과를 발휘한다는 것이다. 그 뿐만이 아니다. 밀에는 또한 가려움증을 개선시키고 세포의 분열을 촉진시키며 비듬을 예방하는 작용이 있다.

따라서 밀의 농축액을 두피에 바르면 두피의 상처를 치료하고 거친 머릿결 상태를 개선시키며 비듬을 제거하는 효과가 있다. 특히 두피에 광택을 더해주고 아름다운 머릿결로 가꿔주기도 한다.

고소한 맛의 **들깨 & 참깨**

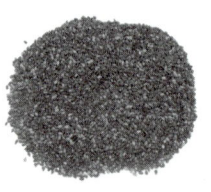

−탈모 예방, 발모 촉진하는 식품−

들깨와 참깨는 건강한 모발을 가꿔주는 데 특별한 효능이 있는 대표적인 식품이다.

머리카락에 대한 들깨의 작용은 해독작용과 울결된 기를 흐트러뜨리는 작용이다. 이 두 가지 작용을 통해 들깨는 건강한 모발을 만드는 역할을 한다.

참깨 또한 뛰어난 자양강장 작용이 있어 탈모를 예방하고 발모를 촉진하며 머릿결을 아름답게 하는 효능이 있다.

아침, 저녁의 브러싱은
탈모를 예방한다

당신은 아침, 저녁으로 자주 머리를 빗고 있는가?

아침, 저녁으로 브러싱을 백 번쯤 해주면 두피에 자극을 주어 머릿결의 통풍을 좋게 한다.

머릿결은 항상 땀이 많이 배어 끈적거리게 되므로 브러싱을 자주 하면 비듬이나 탈모를 예방할 수 있다.

브러싱을 할 때는 멧돼지털 같은 자연모를 사용해야 하고 하는 요령은 앞쪽에서 뒤쪽으로, 뒤쪽에서 앞쪽으로, 왼쪽에서 오른쪽으로, 오른쪽에서 왼쪽으로 하여 머리 전체에 하도록 한다.

그렇게 하면 첫째 모발에 붙어있는 불순물이나 먼지를 털어내준다.

둘째 브러싱으로 인해 모발에 윤기가 있게 된다.

셋째 두피에 자극을 주어 신진대사를 촉진한다.

따라서 브러싱을 잘하는 것만으로도 탈모나 흰머리를 예방하고 아름다운 머릿결을 만들 수 있다.

특히 브러싱을 할 때는 두피까지 브러시가 가지 않으면 의미가 없다. 두피를 자극해야만이 혈액순환이 잘 되어 웬만한 두통까지 사라지는 효과를 기대할 수 있다.

그러나 브러싱을 할 때 한 가지 주의할 것은 나일론으로 된 브러시를 사용할 경우에는 오히려 모발을 상하게 하는 수가 있으므로 건조하거나 탈모가 걱정될 때에는 나일론 브러시를 쓰지 않는 것이 좋다.

올바른 브러싱 방법 5가지

① 깨끗한 브러시를 사용할 것. 때가 끼면 샴푸로 씻어서 말려둔다.

② 브러싱은 매일 아침 백 번쯤 한다. 앞에서 뒤로, 뒤에서 앞으로, 왼쪽에서 오른쪽으로, 오른쪽에서 왼쪽으로 얼굴을 움직이면서 한다. 브러시 2개를 번갈아가며 사용하면 단시간에 리드미컬하게 마칠 수 있다.

③ 두피까지 브러시가 들어가도록 다소 힘을 들여 팔을 움직여서 회전시키듯이 한다.

④ 샴푸 전에 브러싱을 해둔다. 그러면 엉킨 모발을 쉽게 풀어낼 수 있다.

⑤ 브러싱할 때 정전기가 생기면 헤어크림을 바르거나 물을 뿌린다.

탈모증을 예방하는
머리카락 상식 4가지

① 가르마 바꾸기가 탈모를 예방한다

대부분의 사람들은 항상 일정한 부위에 가르마를 탄다. 그런데 이러한 가르마가 탈모증을 유발할 수 있다는 것을 알아야 한다.

항상 같은 가르마를 하고 있으면 거기에만 햇빛을 쪼이므로 건조해져서 모발이 얇아지게 한다. 모발이 얇아졌을 때에는 헤어 크림이나 오일을 바르고 마사지하여 건조한 피부에 유분을 보충해주어야 한다. 그렇지 않으면 탈모를 유발할 수도 있기 때문이다.

특히 때로는 가르마를 바꿔 평소와는 다른 헤어 스타일을 즐기며 동시에 탈모도 예방하자.

② 뜨거운 바람, 건조한 바람은 모발의 적

머리를 감은 후에 자연스럽게 드라이어를 모발에 대고 말리는 사람이 많은 데 이것은 모발에 가장 안 좋은 일이다.

모발을 손상시키는 것은 뜨거운 바람과 건조라는 것을 알아야 한다. 드라이어를 댈 때는 반드시 20cm 이상 떼어야 한다. 윤기나는 탐스러운 머릿결을 간직하려면 샴푸 후 드라이어를 쓰지 않고 자연 건조시키는 것이 좋다.

③ 눈을 학대하면 탈모증이 나타난다

수능시험이나 대학 입시가 임박해지면 종종 학생들에게 탈모 증상이 나타나는 경우가 많다. 그 원인은 대부분 과도한 공부와 수험준비로 인한 시신경의 피로 때문인 경우가 많다. 시신경의 과도한 피로로 인하여 내장이 쇠약해진 결과 탈모증상이 나타나는 것이다.

이 같은 시신경의 피로는 만성적인 어깨 근육의 경직을 초래하게 된다. 처음에는 이를 크게 의식하지 못하지만 점차 시일이 경과되면 목 주위 혈관의 수축운동에 영향을 미치게 된다. 그 결과 혈액의 흐름도 원활하지 못하게 된다.

이로 말미암아 두개골과 두피 사이의 모세혈관도 순환이 제대로 되지 않게 된다. 그렇게 되면 모낭 부위에 보내지는 영양분의 운반이 순조롭지 않게 되는데 이런 상황이 지속적으로 이어지면 탈모 증상이 나타나게 된다.

평소 시신경의 피로를 줄이려면 눈을 감고 깊은 명상을 자주 하는 것이 좋다. 명상은 정신 수양뿐 아니라 모발 건강에도 유익한 효능이 있다.

④ 술과 담배, 탄산음료는 피하라

술과 담배, 탄산음료를 좋아하고 종종 밤을 지새우는 생활을 한다면 위장의 정상적인 기능에 장애를 가져다주게 된다.

봄에서 여름까지 이렇게 몸을 학대하고 나면 가을이 되었을 때 탈모 현상이 나타나게 되는 것이다.

만일 아름답고 풍성한 머릿결을 원한다면 반드시 술과 담배, 탄산음료의 섭취량을 억제하는 것이 좋다.

흰머리는 뽑을수록 증가한다

흰머리가 보일 때마다 뽑는 사람이 있다. 물론 흰머리를 뽑아버리면 당장 보기에는 좋다. 그러나 흰머리는 뽑을수록 증가한다는 사실을 알아야 한다.

흰머리는 뽑으면 뽑을수록 흰머리의 영역이 더욱 넓어지기 때문이다. 이러한 사실을 모르고 계속해서 흰머리를 뽑다보면 어느 순간 머리카락이 온통 하얗게 되어 있는 모습을 발견하게 될 것이다.

반드시 알아두어야 할 것은 흰머리를 뽑는 것은 도리어 머리카락을 백발로 만들어버리는 근본적인 원인이 된다는 사실이다.

머리카락 한 가닥은 몸 속의 수많은 세포와 연관이 되어 있다. 따라서 머리카락 한 가닥을 뽑는다면 그 주위의 건강한 모공을 손상시켜 모근의 신경활동에 장애를 초래하게 된다. 그래서 흰머리 한 가닥을 뽑으면 흰머리가 더욱 많이 생긴다는 논리의 근거가 바로 여기에 있다.

만약 흰머리가 생겼을 때는 뽑을 것이 아니라 뿌리쪽에서 잘라버린 뒤 손가락으로 모발 구멍 부분을 가볍게 두드려주면 좋다. 그렇게 하면 신경에 외부로부터의 물리적인 자극이 주어져 모낭부까지 순환되는 혈액의 흐름이 원활해지면서 풍부한 영양물질이 공급될 수 있다.

그렇게 되면 흑색을 형성하는 세포활동이 왕성해지면서 색소를 상실해가는 모발을 원상 회복시키게 되는 것이다.

흰머리의 정체는 무엇인가?

　모발은 원래 모두 흰색이다. 모피질의 염색공장에서 검은색 또는 갈색으로 물들여지는 것이다.

　흰머리가 검은 머리카락으로 변하는 과정은 음식 속의 영양분인 요오드가 섭취되어 모피질로 보내지면 그곳에 있던 흑색을 형성시키는 세포의 활동이 활발해지면서 왕성하게 흑색소를 만들어내기 시작한다.

　이렇게 만들어진 흑색소는 원래 노란색이다. 그런데 태양광선이나 자외선을 받으면 갈색으로 변하게 되는데 육안으로 보기에는 검은색으로 보이게 되는 것이다.

　따라서 흰머리를 예방하려면 가장 먼저 그 흑색을 형성시키는 세포가 정상적인 활동을 할 수 있도록 요오드를 계속 모피질로 보낼 수 있게 해야 한다.

　그런데 만일 모피질에 공급되는 요오드의 양이 부족하게 되면 공장의 염색작업이 멈추게 되어 머리카락은 염색이 안된 흰색상태로 돋아나게 되는 것이다.

검은 머리가 중간에서 흰머리로 변하거나 머리카락 끝은 흰색이고 모근은 검은색이 되는 것은 모두 요오드 부족이거나 흰머리를 뽑을 때 모공이 손상을 입어 흑색을 형성하는 세포의 활동을 저해한 결과라고 할 수 있다.

이런 사실로 미뤄볼 때 흰머리는 요오드의 섭취량과 밀접한 관련이 있다는 것을 알 수 있다. 즉 요오드의 섭취량이 모자라거나 긴장이나 스트레스 등으로 인하여 세포가 파괴되면서 나타나는 증상이라고 할 수 있다.

흰머리를 검게 하는
'하수오' 활용법

한의학에서는 모발을 혈액의 잉여분으로 본다. 따라서 정혈이 부족하고 허리가 시큰하고 기력이 없고 어지럽거나 두통, 유정, 건망증 등의 증상이 있으면서 몸이 허약하면 모발이 일찍 희어지게 된다고 본다.

하수오는 이런 증상에 뛰어난 약효를 지닌 약재이다. 하수오의 특별한 작용 때문이다.

옛 한의서인 〈본초강목〉에 의하면 하수오의 약효에 대해 다음과 같이 기록돼 있다.

"하수오는 양혈하고 간의 기능을 도우며 정력을 다지고 신장의 기능을 돕는다. 따라서 근육과 뼈를 튼튼히 하고 모발을 검게 하는 훌륭한 보약이다. 그 성질 또한 냉하지도 않고 건조하지도 않아 효능이 지황이나 천문동보다 뛰어나다."고 했다.

확실히 하수오에는 신장을 보하고 정력을 북돋우며 생식능력을 증강하는 기능이 있고 모발을 검게 하며 피부를 광택나게 하는 효능이 탁월하다.

따라서 하수오를 늘 복용하면 간장과 신장의 정혈부족이나 손상을 치료하게 된다. 또 몸의 저항력을 증강시켜 장수를 누리게 하는 효과를 발휘한다.

☞ 이렇게 활용하세요!

① 하수오죽

처방: 하수오 25g, 쌀 100g.

만드는 법: 대나무 칼로 가늘게 썬 하수오를 씻은 뒤 질그릇 냄비에 넣고 물을 부은 후 한 시간 정도 달인다. 그런 다음 그 즙을 걸러내어 쌀과 함께 죽으로 끓인다.

이렇게 만든 하수오죽은 건강 장수를 누리게 하는 효과가 뛰어나다. 간장과 신장을 보하고 기혈을 북돋아주며 근육과 뼈를 튼튼하게 하면서 모발을 검게 하므로 중, 노년기에 즐겨 먹으면 흰머리 예방에 좋은 효과가 있다.

② 모발을 검게 하는 백하수오

처방: 백하수오 뿌리 적당량.

만드는 법: 백하수오 가루 15g에 물을 붓고 달여서 흑설탕을 넣고 차처럼 마신다. 자주 마시면 몸이 튼튼하고 힘이 넘치게 되며 모발이 검어지게 된다.

③ 하수오주

처방: 하수오 300g, 소주 750ml.

만드는 법: 하수오를 얇게 썰어서 병에 담고 술을 부은 뒤 밀봉한다. 매일 한 번씩 흔들어주는 데 15일이 지나면 복용해도 된다.

④ 계란하수오

처방: 계란 1~2개, 하수오 50g.

만드는 법: 계란과 하수오에 물 500ml를 붓고 함께 삶다가 계란이 익으면 그 껍질을 벗겨낸다. 그런 다음 껍질 벗긴 계란을 다시 넣어서 계란이 검게 되도록 삶아서 그 국물과 계란을 먹는다. 이때 양념을 해서 먹어도 된다.

매일 아침과 저녁 공복에 각각 한 번씩 복용한다. 여러 날 계속 복용하면 반드시 효과가 나타나게 된다.

⑤ 모발을 검게 하는 하수오 잉어

처방: 산 잉어 1마리(500g 정도), 하수오 15g.

만드는 법: 잉어는 머리와 내장을 제거한다. 하수오는 물로 한 시간 동안 달여서 그 즙을 걸러낸다. 이렇게 걸러낸 하수오즙에 잉어와 갖은 양념, 파, 생강 등을 넣고 찌개로 끓여서 국물과 그 고기를 먹는다.

흰머리 검게, 탈모 예방하는 검정콩 활용법

최근 들어 검정 빛을 띄는 식품이 각별한 주목을 받고 있다. 그것은 검은 빛을 띄는 안토시아닌 색소가 활성산소를 막는 효능이 있는 것으로 밝혀졌기 때문이다. 그 중에서도 특히 검정콩은 탈모 예방과 백발 방지에 좋은 효과가 있는 것으로 알려져 있다.

한의학에서는 검은 콩을 '오두'라고 한다. 한의학에서 검은 콩은 맛이 달고 성질이 평하며 신정을 보하고 자양한다고 본다.

또 비장을 튼튼하게 하고 지혈하는 작용이 있으며 땀을 멎게 하고 비증과 어혈을 흐트리고 해소시키며 소화를 돕는 작용이 뛰어나다고 했다.

옛 한의서인 〈본초강목〉에 의하면 검은 콩은 신장에 작용하기 때문에 수(水)를 다스리고 더부룩한 증상을 해소한다고 기록돼 있다. 또 풍열을 다스리며 활혈하고 해독시키는 효능이 있다고 적혀 있다.

현대 약리학 연구에서도 검은 콩은 영양이 풍부하여 단백질, 지방, 당분, 칼슘, 인, 철분, 카로틴, 니코틴산, 레시틴 등 각종 영양소가 함유되어 있는 것으로 밝혀졌다.

이러한 검은 콩을 이용하여 흰머리를 예방하려면 다음과 같은 방법으로 활용하면 도움이 된다.

응용법 ①: 검은 콩 100g을 볶아서 익힌 뒤 소주 200ml에 담근다. 이렇게 만든 것을 15일 정도 그대로 둔 뒤 매일 적당량을 마신다.

응용법 ②: 검은 콩·산사 각각 100g, 대추 10개.

이상의 재료에 물 700ml를 부어서 푹 끓인 뒤 벌꿀을 섞어서 아침과 저녁에 각각 한 번씩 복용한다.

응용법 ③: 검은 콩 400g, 하수오 400g.

이상의 두 가지 재료를 깨끗이 씻은 뒤 물을 붓고 하룻동안 담근 다음 물과 함께 그릇에 담아서 2시간 정도 찐다. 그런 다음 꺼내어 말린다.

이렇게 반복 7회를 행하여 검은 콩의 검은 즙이 하수오에 완전히 스며들게 하면 약기운을 배로 증가시키게 된다. 따라서 자양과 모발을 검게 하는 효과가 더욱더 뛰어나게 되는 것이다.

7번을 쪄서 말린 뒤에는 가루로 만들어 매일 아침과 저녁의 공복에 10g씩 따뜻한 약주로 복용한다. 1개월 정도 복용하면 모발에 큰 효과가 나타날 것이다.

머릿결에 유익한
식생활 요령 6가지

머릿결의 건강은 영양상태가 좌우한다고 해도 과언이 아니다. 왜냐하면 탈모의 근본 원인을 살펴보면 바로 모발이 자라는 데 필요한 영양분이 부족한 경우가 대부분이기 때문이다.

따라서 건강한 머릿결을 원한다면 모발 건강에 직접적인 영향을 미치는 식생활에 각별한 주의가 필요하다.

지금까지의 연구 결과 '머릿결 건강에 중요한 역할을 하는 식생활 요령 6가지'를 소개하면 다음과 같다.

① 질이 좋은 단백질을 충분히 섭취한다

모발을 구성하는 필수 아미노산은 단백질의 분해를 통해 얻어지게 된다. 그러므로 모발의 기본 원료가 되는 물질을 절대로 부족하게 해서는 안 된다. 이때 단백질은 식물성 단백질을 섭취하는 것이 더 효과적이다.

② 지방과 탄수화물의 섭취는 줄이는 것이 좋다

이 두 가지를 과다하게 섭취하거나 과잉 상태가 되면 두피에 이상을 일으키게 된다. 그 결과 모근의 활동을 저해하게 된다.

따라서 비듬이 많은 사람은 다음의 식품 섭취를 삼가는 것이 좋다. 비계가 많은 살코기, 소기름, 돼지기름, 초코렛, 치즈, 당도가 높은 비스킷, 케이크, 음료수 등이다.

③ 녹황색 채소를 많이 섭취한다

녹황색 채소는 비타민의 보고로 불린다. 특히 비타민은 모발에 중요한 작용을 하기 때문에 평소 비타민 A, B2, C, D, E, F와 판토텐산 등이 결핍되지 않도록 해야 한다.

④ 근채류를 많이 먹는다

토란이나 감자 등 근채류는 토양 속에서 풍부한 광물질을 흡수한다. 이 광물질이 부족할 때는 모발에 심각한 영향을 미치게 된다. 그러므로 평소 식습관에서 토란이나 감자 등 근채류를 다양하게 섭취해야 모발의 건강을 유지할 수 있고 탈모 또한 예방할 수 있다.

⑤ 주식은 현미를 먹는다

쌀, 보리는 도정을 거치면서 대부분의 비타민과 무기질이 제거된다. 그 대신 탄수화물만 남게 된다. 그러므로 가장 이상적인 것은 현미와 전맥을 섭취하는 것이다.

⑥ 염분 섭취량을 줄여야 한다

현대인들의 하루 염분 섭취량은 대체로 15~25g 정도 된다. 이 양은 결코 적은 양이 아니다. 염분의 섭취량이 증가할수록 고혈압의 발생률 또한 높아진다는 사실을 감안한다면 염분의 섭취량은 반드시 줄여야 한다.

이러한 염분의 섭취량이 탈모증과 연관이 깊다. 염분의 섭취량이 과다하게 되면 혈압이 올라가게 되고 나트륨의 수분 보존 성질로 인하여 신장과 심장에도 부담을 주게 된다. 그 결과 성인병이나 혈액순환에 각종 장애를 일으키게 되므로 탈모증 또한 발생된다는 사실을 알아야 한다.

비록 이상적인 염분 섭취량은 매일 5g 이하여야 하지만 그렇게 되기가 어렵다 해도 반드시 10g 이하로 줄여야 한다.

비듬으로부터
탈출하는 법

아름다움을 반감시키는 요소는 많다. 비듬도 그 중의 하나다. 까만 양복에 하얀 가루가 묻어있다면 분명 불결해보이는 것은 당연하다.

그런데 문제는 비듬이 탈모를 촉진시킬 수 있다는 것이다. 우리의 피부는 피부의 가장 바깥쪽에 있는 각질부분이 떨어져 나가게 되면서 매일 재생된다. 이러한 각질이 땀이나 피지, 혹은 더러운 때 등에 붙어서 형성된 물질이 바로 비듬이다.

비듬에는 두 종류가 있다. 회백색을 띄고 있고 비교적 건조하며 푸석한 것을 건성비듬이라고 한다. 피부에 기름기가 적은 건성피부에서 많이 볼 수 있다.

다른 하나는 눅눅하고 끈적거리는 비듬이다. 두피를 긁으면 손톱에 묻어나오게 되는데 이것을 지성 비듬이라고 한다. 주로 지성 피부를 가진 사람에게서 많이 나타난다. 예를 들면 얼굴에 여드름이 많이 나는 사람에게 생긴 비듬이 바로 그런 종류에 속한다고 할 수 있다.

이들 비듬은 모두가 피부의 분비 이상으로 발생하는데 비듬과 탈모는 밀접한 관계가 있는 것으로 학계는 추측하고 있다.

어떤 유형이든지 일단 비듬이 생기면 제일 먼저 머리가 가려워진다. 일단 가려우면 누구나가 긁어대기 마련이다. 이로 인하여 머리 피부는 충혈되고 붉어지게 된다. 때로는 힘을 주어 긁어대다가 피부에 손상을 입히기도 한다.

그래서 비듬이 세균에 감염되면 부패가 되면서 악취가 나게 된다. 이렇게 되면 비듬은 상당히 불결한 인상을 남기게 된다. 특히 비듬이 많아짐에 따라 탈모 증상도 점점 더 심해지게 된다.

만약 소년기부터 청년기에 이르기까지 비듬이 비교적 많다고 한다면 탈모가 되는 시기도 그만큼 빨라지게 된다.

따라서 어느날 갑자기 비듬이 두드러지게 많아지면 반드시 탈모의 징조가 아닌지 의심해보아야 한다. 그리고 서둘러 비듬을 없애는 노력을 해야 한다.

일상생활에서 비듬의 발생을 줄이는 가장 좋은 방법은 비타민 D와 C를 많이 섭취하는 것이다. 비타민 D는 건조된 표고버섯이나 멸치 등의 건어물에 많이 함유돼 있고 비타민 C는 신선한 과일이나 채소에 많이 함유되어 있다.

비듬 없애는 브러싱 요령

머리를 감아도 비듬이 나오는 사람은 우선 브러싱을 충분히 하도록 한다.

브러싱은 앞에서 뒤로, 뒤에서 앞으로, 왼쪽에서 오른쪽으로, 오른쪽에서 왼쪽으로 꼼꼼히 한다.

브러시에 거즈를 끼고 빗으면 비듬이 말끔히 빠진다. 샴푸 뒤 헹굴 때에는 세제가 모발에 남지 않도록 충분히 헹궈야 한다.

모르면 손해보는
샴푸 지식 5가지

건강하고 아름다운 모발을 갖기 위해서 가장 중요한 일은 결 좋은 머릿결을 유지하는 것이다. 그러기 위해서는 무엇보다도 모발을 깨끗하게 해주어야 한다. 이를 위해 우리들은 흔히 샴푸를 사용한다. 따라서 아름다운 머릿결의 비결은 첫째 샴푸의 선택부터 시작된다고 할 수 있다.

즉 모발에 좋은 샴푸를 선택해야 한다는 말이다. 그렇다면 어떤 샴푸가 좋은 것일까?

이때 중요한 판단기준이 되어야 하는 것은 모발도 신체의 일부분이라는 사실을 자각하는 일이다.

따라서 샴푸를 선택할 때는 식물성을 위주로 한 약산성 샴푸가 모발에는 가장 적합하다. 만일 그런 샴푸를 구하지 못했을 때는 머리를 감은 뒤 머리카락에 광택이 나고 느낌이 편안하고 시원하며, 거품이 적게 이는 샴

푸를 써야 한다. 일명 모르고 쓰면 손해보는 샴푸 지식 5가지를 요약하면
다음과 같다.

① 샴푸는 양질의 것을 쓴다. 모발을 위해서는 약산성 샴푸제를 고른
다. 거품이 잘 나는 것은 주의해야 한다.

② 머리를 감을 때 모발을 문지르거나 비비는 사람이 많은 데 이것은
잘못이다.

모표피(毛表皮)가 파괴되어 머리카락이 끊어져 버린다. 그러므로 두피
를 마사지 하듯이 쥐면서 씻어낸다.

③ 머리를 헹굴 때는 손을 크게 움직여 모발 전체를 충분히 헹군다. 샴
푸제가 남아 있으면 비듬이나 가려움증의 원인이 된다.

④ 린스제를 모발에 발랐으면 남아도는 액은 미지근한 물로 씻어낸다.
린스는 모표피를 안정시켜 신축시키는 구실을 한다.

⑤ 타월 드라이를 한다. 뜨거운 바람은 모발에 좋지 않으므로 타월로
물기를 닦아내고 드라이어는 머리카락에서 20~25cm쯤 떼어서 사용하는
것이 바람직하다.

찰랑찰랑 머릿결 변신!
천연 트리트먼트 4가지

여성이라면 누구나 할 것 없이 찰랑거리며 윤기를 뽐내는 머릿결을 소망한다.

CF에서나 선보일 법한 탐스러운 머릿결을 위해서라면 가끔은 '휘청'할 정도의 지출을 감행하기도 하지만 눈에 띄게 좋아지지 않는 걸 보면 머릿결은 타고나는 것인가 싶기도 하고, 항간의 말에 따르면 한 번 손상된 머릿결은 회복되기 어렵다는 말이 맞는가 싶기도 하다.

이래저래 고민거리인 머릿결… 그것을 위한 특별 비법은 없는 것일까?

천연 재료로 윤기나는 머릿결 가꿔보자

갈라지고 손상된 머리카락을 보면 속상하기 이를 데 없다.

특히 염색과 탈색이 새로운 유행의 키워드로 떠오르면서 현대인들의 두발 건강에 심각한 적신호가 되고 있다.

건강하고 윤기 있는 머릿결을 위해 이것저것 좋다는 음식도 섭취해 보았지만 신통한 효과를 보지 못했다면 천연 재료를 이용한 트리트먼트와 린스를 활용해보자.

시중에 많은 트리트먼트 제가 나와있긴 하지만 천연 재료를 이용한 트리트먼트는 두피 건강에 부작용도 적을 뿐더러, 경제적으로도 큰 무리없이 모발 건강을 가꿀 수 있다.

실제로 두발 건강을 해치는 요인 중 하나는 과도한 스트레스와 먼지, 세균 등의 감염을 꼽기도 하지만 자신에게 적합하지 않은 두발제품의 과도한 사용도 예외일 순 없다.

때문에 천연 재료를 이용한 정기적이고도 세심한 모발관리가 요구된다.

직접 만들어 사용할 수 있는 천연 트리트먼트를 소개하면 다음과 같다.

① 피마자 기름 트리트먼트

잦은 파마로 거칠어진 머리에 탁월한 효과를 보이는 피마자 기름 트리트먼트는 천연 재료인 피마자 자체가 갖는 성분 덕분으로 피부에 직접 닿아도 부작용이 없고, 오히려 피부 윤활 작용을 일으켜 피부염과 기타 피부병에 활용된다.

【재료】계란 노른자, 피마자 기름

【만드는 법】계란 노른자에 피마자 기름을 넣어가며 마요네즈를 만든다.

【사용법】

· 머리를 감은 후에 트리트먼트를 바르고 비닐 캡을 쓴다.

· 20분 정도 충분한 시간이 지나면 약간 더운물로 헹궈내고 샴푸제로 샴푸하면 된다.

· 단 이때 샴푸를 너무 많이 쓰지 않도록 한다.

② 식용유 트리트먼트

일반적으로 우리가 먹는 마요네즈가 섭취하는 것만으로도 머리카락에 윤기가 나고 탄력이 생긴다는 것은 모두 알고 있는 상식이다. 식용유 트리트먼트가 바로 그 마요네즈라고 생각하면 된다.

직접 만들어서 사용해도 좋고 제품으로 나와있는 것을 사용해도 좋다. 일주일에 1~2회 정도만 하면 머리카락에 윤기와 탄력이 생길 것이다.

【재료】계란 노른자, 식용유

【만드는 법】계란 노른자를 풀어놓고 식용유를 넣어가며 마요네즈를 만든다.

【사용법】

· 머리를 감은 후 계란 노른자가 섞인 식용유를 머리에 고루 바른다.

· 약 15분간 비닐 캡을 쓰고 있다가 더운물로 헹궈내는 방식이다.

· 이 방법 또한 피마자 기름 트리트먼트와 비슷하다.

③ 포도주 트리트먼트

건강한 머릿결을 위하여 옛날 우리 선조들은 창포물에 머리를 감는 지혜를 발휘했다.

실제로 창포 잎과 뿌리를 삶아 우려낸 물로 머리를 감으면 향도 나고 머릿결이 좋아지지만 여간 번거로운 게 아니다. 이럴 경우 만들기가 쉬우면서도 효과가 좋은 포도주 트리트먼트를 활용하면 좋은 효과를 볼 수 있다.

【재료】 계란 노른자, 포도주.

【만드는 법】계란 노른자를 포도주 한 컵에 넣고 노른자가 잘 풀어지도록 젓는다.

【사용법】

· 머리를 감은 후 계란 노른자가 섞인 포도주를 머리에 골고루 바른다.

· 약 15분 정도 비닐 캡을 쓰고 있다가 더운물로 헹궈낸다.

④ 콩 트리트먼트

끊어지고 갈라지는 머리카락에 특효가 있으며, 검은콩은 머리카락을 잘 자라나게 하는 데도 효능이 있다.

특히 검은콩에는 머리카락에 좋은 비타민 A가 다량 함유되어 있어서 탈모를 예방하는 데도 특별한 효과가 있기도 하다.

【재료】 검은콩 50g, 물 2컵.

【만드는 법】검정콩을 곱게 갈아 물을 조금씩 부어가며 고루 섞는다. 이것을 냄비에 넣고 저어가며 20분 정도 충분히 끓인다.

【사용법】

· 샴푸를 한 뒤 젖은 머리카락에 골고루 묻히고 머리카락을 중심으로 마사지한다.

· 약 15분 정도 충분히 마사지 한 뒤 미지근한 물로 충분히 헹궈낸다.

찰랑찰랑 머릿결
천연 린스로 가꾸세요!

샴푸 후에는 반드시 린스를 하는 것이 원칙이다. 샴푸에 의해 모발의 지방이나 영양이 없어지므로 린스로 영양을 보충하는 것이다.

린스제를 미지근한 물에 타서 모발에 골고루 끼얹고 두 손으로 비빈다. 그 다음에는 더운 물로 살짝 헹구고 타월로 말린다.

이때 천연 린스제를 활용하면 머리카락이 빠지거나 탈색될 위험없이 좋은 효과를 볼 수 있다. 일반 가정에서 직접 만들어 활용할 수 있는 제품을 소개하면 다음과 같다.

① 식초 린스

【재료】1ℓ 의 물에 사과식초나 과일식초 2티스푼 정도를 섞어 샴푸 후 린스제로 사용한다.

【효과】기름기가 많은 지성 머리카락에 효과적이며 탄력적인 머리카락을 가꿀 수 있다.

② 레몬즙 린스

【재료】 레몬 1/2개를 썰어 즙을 낸 후 물 1ℓ 에 타서 사용한다.

【효능】갈라지거나 손상된 머릿결을 윤기있게 만들어준다.

③ 장미꽃잎 린스

【재료】 적당량의 물을 끓인 후 장미꽃잎을 넣어 우려내거나 장미꽃잎을 으깨어 물에 탄 후 색깔이 우러나면 사용한다.

【효과】은은한 향과 함께 보습력이 뛰어나 머릿결을 부드럽게 한다.

④ 맥주 린스

마시고 남은 맥주는 그냥 버리지 말고 린스제로 이용하면 머릿결을 부드럽게 하는 데 효과적이다.

【응용법】

· 맥주린스는 샴푸를 한 후 맥주를 바르고 15분 정도 있다가 헹궈낸 뒤 다시 맥주를 발라 굵은 빗으로 빗으며 말리는 것이 포인트다.

· 이때 냄새 걱정을 할 수 있으나 이런 걱정은 필요 없다. 왜냐하면 맥주는 증발

한 후 냄새가 나지 않으며 오히려 머리카락에 윤기를 더해주기 때문이다.

⑤ 녹차 린스

녹차에는 세척력과 살균력이 있어 두피의 세균과 이물을 깨끗이 없애 건강한 두피를 가꿀 수 있도록 한다. 뿐만 아니라 비타민 공급에도 일등 공신이다.

【응용법】

· 우선 대야에 물 1/2을 채운 후 녹차 티백을 담가 충분히 우려낸다.
· 녹차 우린 물에 레몬 1/2개를 짜서 섞어주면 더욱 좋다.
· 그런 다음 녹차 린스에 머리를 담근 채로 두피와 머리카락을 손끝으로 비벼 마사지 한 후 깨끗한 물에 한 번 헹궈주면 된다.

⑥ 청주 린스

청주의 살균효과는 두피를 말끔하게 청소하고 소독해준다. 수분이 모자라서 푸석푸석거리는 머리카락에 보습작용을 하고, 비듬과 가려움증에 효과 만점이다.

【응용법】

· 우선 미지근한 물에 청주 1/2컵을 타서 머리를 헹구거나, 청주 반 컵을 그대로

써도 좋다. 샴푸를 한 뒤 마지막 헹구기 전에 두피에 청주 반 컵을 고루 바르고 머리 자체를 문질러 마사지 해준다.

· 헹굴 때는 미지근한 물로 헹구어야 한다.

⑦ 복숭아 잎 린스

복숭아 잎은 세정력이 뛰어나 쉽게 비듬이 생기고, 모발이 끈적거릴 정도의 지성모발에 효과적이다.

【응용법】

· 말린 복숭아 잎이나 생복숭아 잎 한줌을 1/2만큼 물을 채운 대야에 넣고 함께 끓인다.

· 물이 충분히 우러났다 싶으면 샴푸 후 마지막 헹굴 때 복숭아 잎 달인 물로 헹구면 비듬이 없어지고 끈적임도 훨씬 양호해짐을 느낄 수 있다.

☞ 보너스 정보

마사지는 손망울로 한다

린스 후 머리카락에 묻은 물기를 타월 드라이로 없앤 뒤에는 양 손가락을 벌리고 손망울로 두피를 거머쥐듯이 하여 끌어당기거나 양 손을 두피에 직각으로 세워 가볍게 두들긴다.

끌어당기고 두들김으로써 두피에 자극을 주고 신진대사를 높이는 것이다. 이것을 날마다 3분씩만 하면 몰라보게 모발에 윤기가 돌 것이다.

퍼머넌트 할 때 이것만은 알아두자

① 상한 모발에 퍼머넌트는 금물

퍼머넌트가 잘 먹히지 않는 사람은 모발이 상했기 때문이다.

그럴 때에는 퍼머넌트보다도 먼저 다른 손질을 할 필요가 있다. 퍼머넌트보다 헤어트리트먼트를 권하는 미용실이라면 틀림없다.

모발을 원상태로 돌리고 나서 퍼머넌트를 하게 되면 깨끗이 마무리된다.

② 너무 강한 퍼머넌트는 모발이 붉어지는 원인

퍼머넌트가 너무 심하게 되면 모발이 상하여 붉어지거나 빠지는 원인이 된다. 샴푸를 할 때마다 트리트먼트크림을 바르고 모발에 잘 문지르도록 한다.

③ 알아두어야 할 퍼머넌트 기초지식

퍼머넌트를 처음 할 때에는 여러 가지 걱정이 생긴다.

하지만 적어도 이것만은 알아둘 필요가 있다.

1cm의 롯트라면 모발의 웨이브는 1.5cm로 하고 롯트가 1.5cm라면 2.5cm의 웨이브가 나타난다.

따라서 웨이브를 고치려면 2~3일 후에 하는 것이 바람직하다.

아무튼 중요한 것은 자기가 바라는 헤어 스타일을 미용사에게 분명히 알리는 일이다. 또 어떤 헤어 스타일이 자기에게 맞는가를 미용사와 상의하는 것이 좋다.

④ 퍼머넌트는 몸의 컨디션이 좋은 오전에 한다

퍼머약 냄새로 기분이 역겨워지는 사람이 있다. 또 퍼머약 때문에 피부가 헐거나 잡티가 생기는 사람도 있다.

이런 사람은 틀림없이 생리중이든가, 아니면 몸의 컨디션이 몹시 나쁜 사람이다.

그러므로 몸의 컨디션이 좋은 오전에 퍼머넌트를 하면 시간도 덜 걸리고 마무리도 깨끗이 된다.

⑤ 퍼머넌트와 염색은 간격을 둔다

염색과 퍼머넌트를 한꺼번에 해서는 안 된다. 염색은 퍼머넌트를 하고

2주일쯤 후에 하는 것이 바람직하다.

　퍼머약 때문에 모발이 손상된 데다 염색을 하면 모발에 지나친 부담이 된다.

　그러므로 사이를 두고 하면 모발에 손상도 생기지 않고 아름답게 마무리할 수 있다.

머리 숱이 적은 사람은
헤드 마사지를

    머리 숱이 적거나 벗겨진 사람, 혹은 머릿결이 푸석푸석하고 윤기가 없는 사람은 평소 머리 마사지를 꾸준히 하여 혈액순환을 촉진시켜 주어야 한다.

    마사지를 해주면 두피를 부드럽게 하고 신진대사를 높여 모발의 발육을 촉진시켜 주는 효능이 있기 때문이다.

    마사지를 하는 요령은 손가락으로 쓰다듬어 올리거나 머리 다발을 쥐고 잡아당기면 된다.

    마사지를 하기 전에 두피에 헤어크림을 발라두면 효과적이다. 또 말털 브러시로 날마다 직각으로 두들겨 주면 두피에 자극을 주어 더욱 효과적이다. 특히 관자놀이를 힘주어 눌렀다가 떼어내는 지압법도 효과적이다.

    한편 붉고 힘이 없는 모발을 고수머리라고 하는데 이것 또한 두피의 혈액순환이 나쁘다는 증거이다.

　이럴 때도 모발을 잡아당기고 브러시로 두들겨 자극을 주면 좋은 효과를 볼 수 있다. 물론 선천적인 사람도 있지만 이 방법과 식사 개선만으로 좋아지는 경우가 더러 있기 때문이다. 하지만 동물성 단백질의 과잉 섭취는 절대로 피해야 한다.

내 얼굴에 맞는
헤어 스타일 연출법

헤어 스타일은 유행의 상징이면서 적극적인 개성 표현의 수단이다. 실제로 헤어 스타일의 변화에 따라 인상이 달라져보이는 것은 그만큼 헤어 스타일이 중요하다는 단적인 증거일 것이다.

그래서 현대인들이 나만의 독특한 헤어 스타일 연출에 들이는 노력은 결코 만만찮다.

그러나 헤어 스타일을 연출할 때 반드시 유념해야 될 것은 내 얼굴에 맞는 헤어 스타일을 연출하라는 것이다.

아무리 예쁜 머리도 내 얼굴과 어울리지 않으면 이미 그것은 내 머리 스타일이 될 수 있다. 헤어 스타일은 내 얼굴을 돋보이게 하는 또하나의 수단이 되어야 하기 때문이다.

① 얼굴이 긴 사람에게 어울리는 헤어 스타일

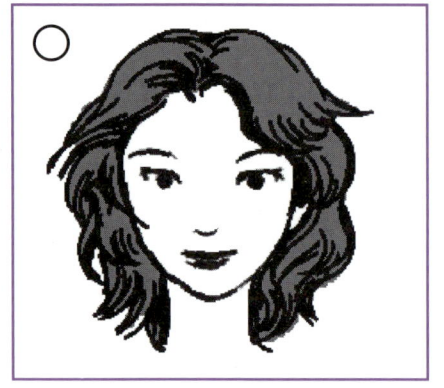

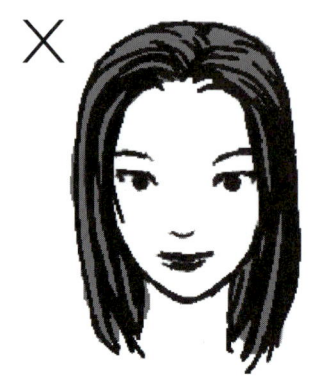

② 세모꼴 얼굴에 어울리는 헤어 스타일

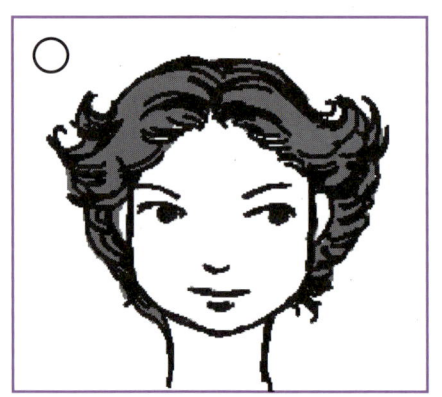

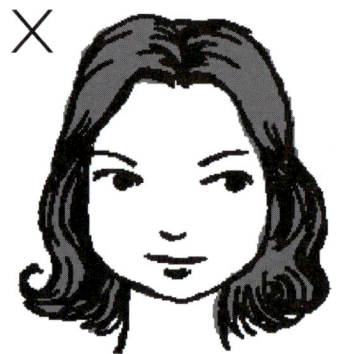

③ 네모진 얼굴에 어울리는 헤어 스타일

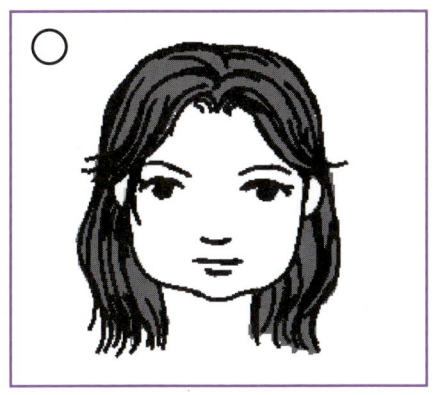

○

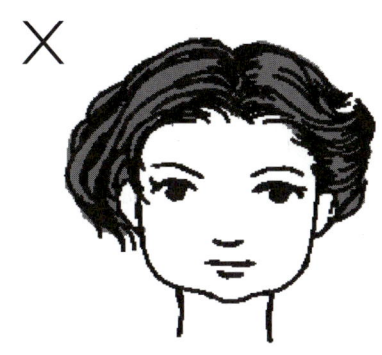

✕

④ 둥근 얼굴에 어울리는 헤어 스타일

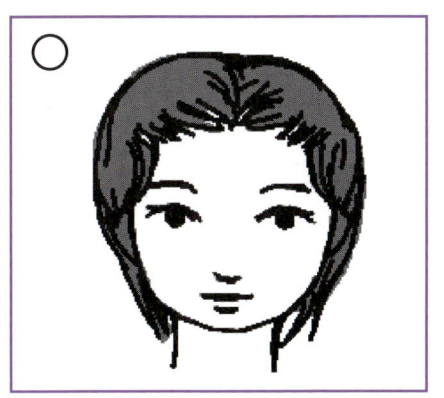

○

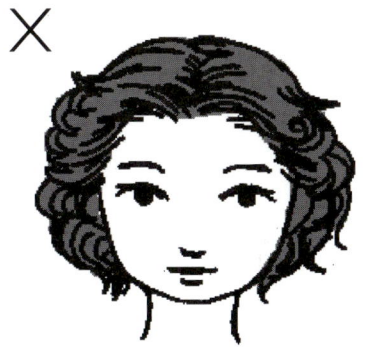

✕

⑤ 역삼각형 얼굴에 어울리는 헤어 스타일

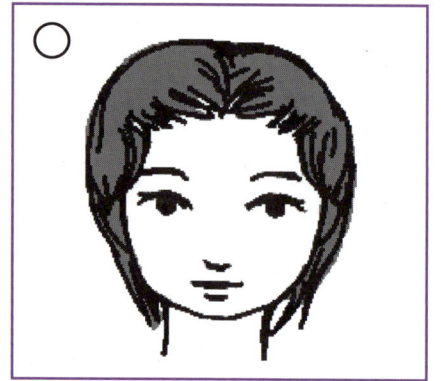

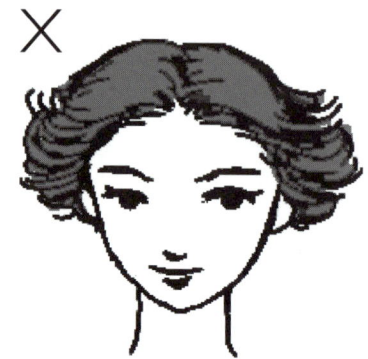

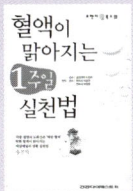 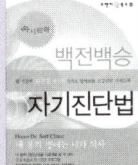 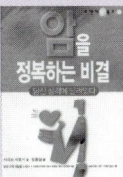 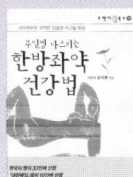 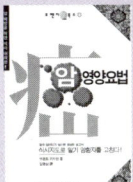 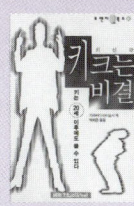
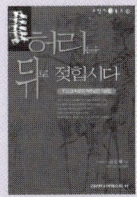 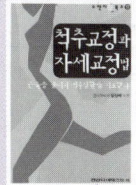 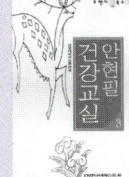 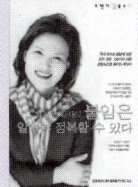 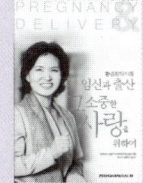 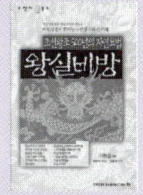
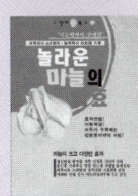 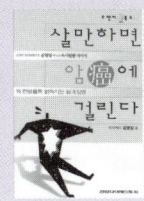 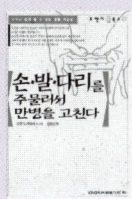 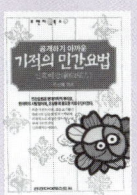 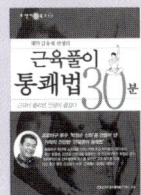 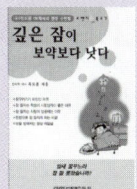

날마다 예뻐지는
천연 피부 미용법

저자 / 김진돈

1판 1쇄 인쇄 / 2003년 10월 25일
1판 4쇄 인쇄 / 2006년 11월 1일

발행처 / 건강다이제스트사
발행인 / 이 정 숙

출판등록 / 1996. 9. 9
등록번호 / 03 - 935호
주소 / 서울특별시·용산구 효창동 5-3호 대신 B/D 3층(우편번호 140-896)
TEL / (02) 702 - 6333 FAX / (02) 702 - 6334

값 9,000 원
ISBN 89 - 7587 - 034 - 0 03510